今日から
すぐに実践
できる

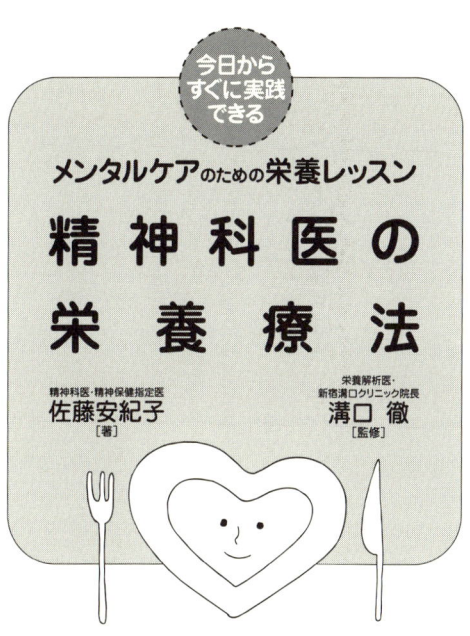

メンタルケアのための栄養レッスン

精神科医の栄養療法

精神科医・精神保健指定医
佐藤安紀子
［著］

栄養解析医・
新宿溝口クリニック院長
溝口 徹
［監修］

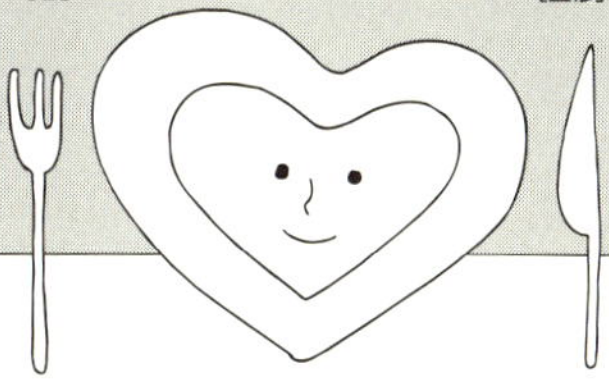

BAB JAPAN

はじめに――甘いものは心を癒す？

「疲れた時には甘いものが一番」ということを、皆さんもこれまでに何度も聞いたことがあると思います。

確かに、デスクワークなど頭脳労働をした後に、甘いお菓子やドリンクを飲むと気持ちもリフレッシュするし、疲れや気分の停滞感も晴れて、元気がでる感じがします。

それにテレビや雑誌の健康特集を見ると「脳はブドウ糖を唯一のエネルギー源としている」とあり、なるほど脳のためには甘いものが必要なんだ、じゃあ砂糖も必要な栄養なのだ……と思いがちですよね。

でもここに大きな誤解と、落とし穴があるのです。

それはどういうことでしょうか？

「最近の子どもや若者がキレやすくなったのは、ファーストフードやコンビニで買った食べ物で食事を間に合わせることが多く、ちゃんと栄養を摂っていないからだ」といった意見を、新聞やテレビなどで見聞きすることがあります。

ちょっと聞くと、なんとなく納得してしまいそうな気もしますが、当初こうした意見を聞いた時には、私には信じられませんでした。なぜなら、こうした記事にはその意見の根拠となる調査・実験・統計などのデータも載っておらず、感情的な発言をしているに過ぎないように思われたからです。

しかし、ある時ふと手にした一冊の本が、栄養に対する私の見方をガラリと変えたのです。それはマイケル・レッサー著『脳に効く栄養』（中央アート出版社）という本でした。

そこには、アメリカの精神科医であるレッサー氏が、普段の診療でどのように栄養療法を行なっているかを実例を交えながら書いているのですが、その対象が重い精神疾患に対して行なわれており、しかも高い効果を発揮していること、また読者にも日常でどのようなものを食べ、何を避けるべきかを具体的に提案していました。

基本的に、従来の西洋医学に基づく精神医学では、薬物療法がほぼ唯一の治療法で（カウンセリングなどは補助的に使われます）、そのなかでもとくに統合失調症は、一度発病すると薬で症状を抑えることが精一杯であり、発病前の本人の状態に戻ることはできないとされてきました。

しかし、「分子整合（オーソモレキュラー）医学」による治療では、真の意味で治り得ることがわかり、まさに目から鱗の落ちる思いがしました。

分子整合医学による栄養療法の存在を知った私は、情報をたどり、すでに栄養療法の臨床実践をしているグループに連絡を取り、医師向けの勉強会に参加したり、自分自身の栄養状態を調べる血液検査を受けました。

とくに勉強会では細胞レベル・分子レベルの生化学を改めて勉強することで、この治療法が非常に理論的であることが納得できました。

その後、幸いにもそのグループのスタッフとともに栄養療法の外来を担当させてもらうことになり、今日では統合失調症・うつ病・パニック障害などの患者さんの診療を行なっています。

さて、分子整合医学で得た大きな成果の一つが、自分自身の体調と栄養の関連がやっと理解できたことでした。

じつは私は、大学生時代と勤務医時代に体調を崩して寝込んでしまったことがあります。大学時代には半年間の休学、勤務医時代には3カ月間の休職。どちらも、これといって原因のわからない気分の落ち込みと意欲低下、そして不眠があり、症状が強くなると着替えや入浴などの身の回りのことをするのも大変で、ほとんど寝たきりになってしまいました。

大学では水泳部に入っていたのですが、その顧問が精神科の先生だったこともあり、異常を感じた時にすぐに診察を受けました。その結果、うつ状態との診断で抗うつ薬や睡眠薬などを処方されましたが、効果はほとんどありませんでした。

症状自体、日によって波があり、とくに理由もわからないのに少し楽な日もあります。そういう日はできるだけ活動してみようとするのですが、横になっている時には良くても起き上がるとクラクラしてだるく、すぐにまた寝てしまわざるを得ない状態でした。この状態は、健常人の38度前後の発熱がある時の体調に最も似ていると思います。39度台の発熱の後、38度弱くらいに下がると、とても楽になったように感じます。

しかし起き上がるとフラフラして力が入らず、気分が良くなってきたとはいっても、せいぜいベッドからテレビを眺める程度。「ややマシ」な日の体調でも、そんな具合でした。そういうわけで、一見、症状は精神的なものでも、異変は身体に起こっているのではないか？と、体験的に感じていました。

すでに数十年前から、「うつ病は脳内の神経伝達物質の不足によって起こる。抗うつ薬はこの不足した神経伝達物質の働きを増幅させることで、症状を治す」という仮説は唱えられていましたが、これだけでは説明できないことも多く、現在でも「仮説」の域を出ていません。

私の場合、発病してから数カ月後には次第に症状が消えていったのですが、結局、原因も治療法もわからずじまいでした。ということは、今後の予防もできないということになります。実際、勤務医になって数年後もまた、病気休暇を取らざるを得なくなりました。だから治ってからも当分は、いつまた再発するのかという心配がありました。

そんななかで、初めて「原因はこれ！　予防や治療はこうすれば良い」という指針が見つかったのは、私自身にとっても大きな恩恵でした。

また私と同様、標準的な治療法を行なってもなかなかよくならない患者さんにも、この十数年間で何人も出会ってきました。さまざまな薬、休養、カウンセリングを行なっても、ほとんど効果が出ない人たちです。

こうした患者さんに何とか有効な治療法がないかと、学生時代から大学病院内の漢方研究会に参加したり、種々の代替療法の勉強会に情報を求めに出かけたりしましたが、なかなか決め手となる治療法に出会えませんでした。

しかし現在は可能な限り、栄養療法を導入しています。

さて話を砂糖との関係に戻しましょう。

分子整合医学の観点では、栄養障害が進行した人には、必ず血糖の調節障害が伴ないます。これがいわゆる「機能性低血糖症」と呼ばれるものですが、「低血糖なら糖分を補えば良いだろう」というのは間違いです。なぜなら必要なのは「ちょうど良い血糖値を長時間安定して保てること」であり、そこで砂糖を摂ってしまうと血糖値が急に上昇し、その後急降下してしまうため、安定しないからです。この血糖値の不安定こそが、うつ・不安・パニック・幻覚などを引き起こしやすくしてしまうのです。

それではなぜ、栄養状態が悪いと血糖の調節障害が起きてしまうのでしょうか？

その仕組みは後ほど解説しますが、血糖調節障害に対してなぜ砂糖を摂ってはいけないのかを簡単に説明すると、以下のたとえで理解できると思います。

あなたの歯が、虫歯で痛いとします。痛みが強い時には、症状を楽にするためにとりあえず鎮痛剤を飲みますね。おかげで痛みが取れたとしても、それは一時的に症状を抑えているだけで、虫歯が治ったわけではありません。

痛みを本当になくすためには、歯医者さんに行って虫歯の治療をしてもらわなくてはなりませんし、再発予防のためには、歯の磨き方を改善したり、虫歯を招きやすいような食生活を改めたりしなくてはなりません。

しかし鎮痛剤で「楽になったから、いいや」と、治療に行かないとまた痛くなるし、さらに放っておくと虫歯が進行し、もはや痛み止めでは効かなくなります。

血糖調節障害も同じです。血糖が安定せずさまざまな症状が出るのは、栄養障害があるためなのに、ただ砂糖を摂って苦しさをしのいでいたら、血糖値の不安定さを改善できないばかりか、砂糖を摂り続けることでますます栄養障害が進行してしまうのです。

また、脳にブドウ糖をインプットするためにも、砂糖を摂る必要はありません。その詳細も後でお伝えしますが、ブドウ糖のもとは、砂糖以外にも日常の食べ物にたくさん含まれているからです。

しかしこうした真実は、30年以上前の古い栄養学がまだ「常識」となっている現在、ほとんどの人が知りません。医師でさえ、9割以上の人は「低血糖なんて、血糖降下薬を使っている糖尿病患者か、インスリノーマ（血糖を下げるホルモンを分泌してしまうがんの一種）患者以外にはありえない。それにもし低血糖症状が出たらアメでもなめれば良いのだ」と信じています。

こうした状況で、誤った情報に従って「食事療法」や「ダイエット」を行ない、ますます体調を悪化させてクリニックを訪れる患者さんが後を絶ちません。私の勤めるクリニックでも、もちろんその都度できるだけ説明しますが、限られた時間で多くの内容を理解してもらうのはなかなか困難なこともあります。

こうした経験から、「正しい栄養療法とはどういうものなのか？」「なぜこのような食べ方をするのか？」「実際の社会生活をするなかでどうやって取り組めば良いか？」……などなど、多くの患者さんから尋ねられ、お伝えしたかったことを一冊にまとめました。

本書によって、多くの皆さんのお役に立てばとても幸いです。

目次

第２章　栄養障害にまつわるさまざまな病気

第３章　外食中心の場合の栄養改善法のコツ

第４章　家庭ですぐに実践できる栄養療法の基本＆簡単レシピ

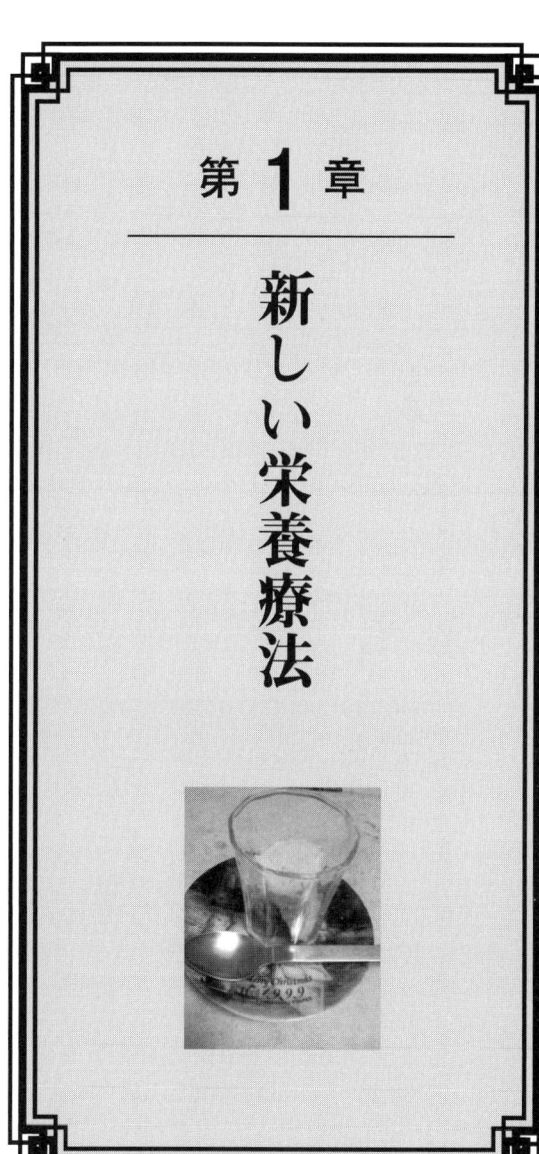

第1章

新しい栄養療法

栄養は心の病にも影響する？

人は人生のなかでさまざまな心の状態を経験します。そこには楽しいことも悲しいことも、怒りや不安、落ち込みもあるでしょう。そうした心の反応はごく普通の日常的なものです。

しかし、特定の苦しい精神状態がいつまでも続くのは健常時の状態とは言えず、そういう場合には日常生活や社会生活に支障をきたしてしまうため、治療が必要となります。

その昔、精神疾患への対処は一般社会からの隔離以外に対策はないとされていましたが、1950年代、最初の抗精神病薬が発見されてから薬物によって脳の反応が変えられることがわかり、その後多くの薬が開発され、治療に用いられるようになりました。

時期を同じくして、アメリカやヨーロッパでは、精神分析をはじめとする心理療法ももう一方の大きな流れとして広く行なわれるようになり、精神疾患の治療といえばほとんどこの二つの手法を指していました。

医学校では多くの病気やその治療法について学びますが、そのほとんどは高度な薬物治療や手術法などで、栄養については生物学や生理学、薬理学でビタミンなどについてほんの申し訳程度の時間しか割かれていませんでした（これは現在の医学教育でも同じです）。

こうしたなか、もともと農業化学を専門とする化学者であったカナダのエイブラム・ホッファー氏は、穀物のビタミン研究から生体内での栄養素の反応、すなわち、生化学反応に興味を持つようになりました（生物が生きていく上で必要なさまざまな代謝反応を「生化学反応」と言います。ちなみに、植物の光合成や動物が飲食物から栄養を摂り込む過程の分子レベルの反応を調べる学問は「生化学」と呼ばれます）。

生体内のミクロな分子反応から、からだ全体の栄養代謝の仕組みを把握したホッファー氏は、その研究結果をもとに、実際の人々の生活のなかで役立つような教育指導をするには、医学者としての資格が必要だと感じて医学部に入り直し、医学博士として臨床に携わるようになります。

そして、精神科医として多くの患者たちに接するなかで、心理療法や薬物療法にはそれぞれ効果はあるものの、効かない例や、とくに薬物では重い副作用があることを目の当たりにしました。

薬は脳内の化学反応に介入することで精神症状を抑えられることがある一方で、発病以前の本人の状態を取り返すことはほとんどなく、その意味で真の治療とは言えないということがわかってきました。

「もっと自然で穏やかな作用をし、心身の本来の機能を回復できる効果的な治療法はないのか」と、日々の診療を続けながら探すうちに、栄養素が分子レベルでどのように生体機能に影響を及ぼすかがわかってきました。とくに、脳は栄養状態に敏感に反応するため、一般に思われている以上に栄養障害が原因となっている精神症状が多いのです。

こうした臨床での観察から、ホッファー氏らは「ナイアシン（ビタミンB_3）」を統合失調症患者に処方するようになり、1952年から5年間にわたる念入りな臨床研究の結果、統計学的にも明らかな効果があることを発表しました。

ビタミンに対する誤解

ここで、ビタミンについての歴史や、現在「常識」とされている内容について簡単に述べておきましょう。

以下は、「はじめに」で述べた『脳に効く栄養』、および『「がん」を直す』（A・ホッファー他・分子整合栄養医学協会）にある、ホッファー氏の記述等から一部引用したものです。

①現代では常識になっているビタミン類の必要性も、20世紀前半に発見されてから知られるようになった、ごく新しい知識である。

②1910年にビタミンB_1が、1915年にビタミンAが発見されてからもしばらくは、

病気がビタミンの欠乏によって起こり、その補給によって健康維持ができるという考え方は、当時の医学界から排斥された。

医学界の判断は決して客観的なものではなく、その時々のトレンドや、権力者の感情で左右されます。②のようになってしまったのは、当時は細菌学の黄金期で、「病気は細菌感染で起こるのであり、治療は薬（抗生物質）で行なうものである」という考えが支配的だったためです。

その後も次々とビタミンが発見されるにつれて、こうした栄養素の健康への役割が次第に理解されていきましたが、まだ「どのくらいの量が必要か」「何の病気を治療できるのか」といったことについて、極めて限定された考え方でした。

この制限された考え方は、じつは今でも「常識」としてまかり通っています。

それは、以下の内容です。

・ビタミンは欠乏症の予防には大切だが、それはごく少量で足りるものである
・ビタミンで欠乏症以外の治療はありえない
・ビタミンはごく少ない量で足りるので、普通の食事をしていれば欠乏することはほとんどない

・余分なビタミンは尿として排泄されるだけなので、大量に摂るのは無駄である

従来のビタミン欠乏症とは、例えば以下のようなものです。

ビタミンA

……夜盲症（いわゆる「鳥目《とりめ》」。暗いところでの極端な視力低下をきたす）

ビタミンB_3（ナイアシン）

……ペラグラ（下痢、皮膚炎、多発神経炎、認知症等の症状を起こす）

ビタミンC

……壊血病（皮下出血、歯肉炎と歯肉出血、感染症を起こしやすくなる）

しかし実際には、ビタミンの大量投与によって本来の欠乏症とは別の疾患が治療できることが、ホッファー氏を含む先駆的な医師たちによって解明されていきました。

分子整合医学では、例えば以下の治療に有効であることがわかっています。

ビタミンA

……皮膚疾患（ニキビ、アトピー性皮膚炎、乾癬）の治療、紫外線や老化による皮膚の角化（皮膚のゴワゴワやしわ）、慢性関節リウマチ、貧血、がん

ビタミンB_3（ナイアシン）

……うつ病、統合失調症などの精神症状、高コレステロール血症、高中性脂肪血症、糖尿病

ビタミンC

……天然の強力な抗酸化物質であり、風邪をはじめとする感染症や、がんの治療が可能

しかし時の主流はあくまでも薬物医学であり、その権威者からこうした「非常識」な治療やそれを行なおうとする医師たちは排斥され続けてきました。

とはいえ、従来の治療法では良くならず、こうした新しい治療を受けにきた患者たちにより、この治療法は口コミで次第に広がりつつあります。

そして２００５年になってやっと、この栄養療法の一部の効能（超高濃度ビタミンCによる抗がん作用）について、アメリカの国立衛生研究所（ＮＩＨ）や米国国立がん研究所

（ＮＣＩ）、食品医薬品局（ＦＤＡ）などの研究者による論文が世界的な科学雑誌に掲載され、正式に認められ始めたところです（『ビタミンCがガン細胞を殺す』角川ＳＳＣ新書）。

しだいに認知される栄養療法

さて精神疾患に対する栄養アプローチについての話を続けますと、ホッファー氏は１９５１年からの統合失調症患者へのナイアシン療法の効果について、ハンフリー・オズモンド氏とともにまとめた著書〝How to Live with Schizophrenia〟を出版し（１９６６年）、それをライナス・ポーリング氏が読んだことから、二人の交流が始まりました。

ポーリング氏は生化学者として、また平和運動家として、この二つの分野でノーベル賞を生涯で二度受賞したという稀有な科学者です。彼の基礎的な研究によって体内の多くの生化学反応理論や、分子構造の突然変異によって病気（例えば鎌状赤血球貧血）が発生するしくみが解明されました。

こうして随一の生化学者と臨床医学者がタッグを組み、他の仲間たちと共同して、この約半世紀の年月をかけて多くの実績をあげてきました。

例えば統合失調症患者についてはホッファー氏自身がすでに４０００人以上、さらに彼の仲間たちの診療した人数と合わせると10万人以上を治療しています。

分子整合医学による栄養療法はまだ若い学問ですが、科学的研究と実際の臨床効果で実証された、非常に理論的で効果の高い治療法なのです。

このように、カナダ、アメリカで始まり発展してきた分子整合医学ですが、わが国でこれを知る医療関係者はまだ少なく、実際の診療に採り入れている病院やクリニックはほんのわずかしかありません。

日本での分子整合医学の特徴は、ホッファー氏らの理論を現場の血液検査などのデータで追跡し、それを活用して治療に役立てる点です。治療の効果判定には自覚症状の改善が非常に重要ですが、それを検査データと合わせることで、効果の出やすさや不足している面を見分けやすくなり、さらに数値を記録しておくことで、その後の他の患者さんの治療にも役立つデータベース作りをしていけます。

この結果、日本人の体質や食文化などの因子がどのように栄養状態に影響してきたかといった点を血液検査データの蓄積から解明し、いわゆる栄養素の「一日所要量」ではまだまだ栄養が足りないこと、とくに日本人の食事では国民の8割に鉄欠乏性貧血が存在していることなどを発表してきました（"Medical Mavericks", Bio-Communications Press）。

従来の栄養学や医学では「非常識」とされるような事実を発表してきたため、（アメリカやカナダと同じように）本流の医学界からは無視されてきましたが、その効果を実感し

た患者さんやその関係者から、分子整合医学の勉強会に参加する人たちが年々増えていま
す（血液データの基本的な読み方は、巻末資料の「栄養障害リスク度テスト②」でも紹介しています）。

自分の栄養状態をチェック

それでは、これからいよいよ分子整合医学についてご紹介していきますが、その前に、現在のあなたに栄養障害があるかどうか、チェックしてみましょう。

栄養障害リスク度テスト ①

以下の項目のうち、当てはまるものにチェックを入れてください。

①精神症状

□気分が落ち込む、憂うつ
□イライラしやすい、不安や緊張が強い
□やる気が起きず、集中力や判断力が落ちていると感じる
□眠れない（寝つきが悪い、眠りが浅い）、またはいくら眠っても睡眠不足
□寝る前にイライラして、ついお菓子を過食してしまう
□将来に対して悲観的である
□同僚や近所の人などに悪くいわれていると思っている
□自分はダメ人間だと思う
□生きていたくないと思う
□他人が怖い

②身体症状

□空腹になるとボーッとしたり、脱力感を感じる
□食事の直後、または2～4時間経つと異常に眠気を感じる
□疲れやすい、だるい
□頭痛、肩凝り、動悸、めまい、吐き気、このうち一つ以上の症状がしばしば出る

□冷え性である
□肌荒れしやすい、または口内炎や口角炎を起こしやすい
□生理不順である、または生理痛が強く、鎮痛剤をのんでいる
□便秘または下痢をしやすい
□風邪を引きやすい
□足や顔がよくむくむ

③食習慣

□何年間も朝食を抜いている
□ほぼ毎日コンビニや外食で食事を済ませている
□タンパク質は毎日食べていない
□パンやおにぎり、麺類だけで食事を済ませることが多い
□甘い飲み物（ジュース、砂糖入りのお茶やコーヒー、炭酸飲料など）を週の半分以上口にしている
□市販の野菜ジュース、１００％果物ジュース、スポーツドリンクをよく飲んでいる
□炭水化物の間食（キャンディ、チョコレート、クッキー、ケーキ、せんべい、スナ

ック菓子など）をよく摂っている
□麺類、丼物、チャーハンなど一品物の食事をしばしば摂る
□野菜や海草はあまり食べない
□お酒を飲む

（判定）

チェックの数により、以下の判定となります。

0〜3：栄養障害の心配はほとんどなさそうです。今後もこの状態を維持してください。

4〜14：栄養障害の兆候が出始めています。食習慣の見直しを心がけてください。

15〜20：栄養障害が進行しつつあります。早急に食習慣の改善に取り組み、また心身のストレスに対処することを生活のなかで優先してください。

21以上：重度の栄養障害をきたしている可能性があります。全面的に食習慣を改めても症状が回復しない場合は、栄養療法を行なう医療機関での受診をお勧めします。

いかがでしたか？

このように、このリストで点数が多いほど、栄養障害である可能性が高いといえます。逆にいうと、前述のようなさまざまな症状は栄養療法で改善可能なのです。

もちろん栄養「だけ」が原因ではなく、遺伝的体質やストレスの度合いなども関係しますし、薬物療法が有効なものもあります。実際に、栄養療法中も薬物を併用している患者さんも少なくありません。

それでも、栄養療法によって従来より薬を減らせることも多く、薬を減らすことで副作用も減るわけですから、栄養療法はその意味でも非常に有用です。逆に、栄養障害が強いと、同じ薬でも効果が出にくく、副作用ばかり目立ってしまうということはよく見られることなのです。

栄養療法でリフレッシュ生活

では、現在の栄養状態になったのは何故なのか、どのようにすれば改善できるのかを見ていきましょう。

まずは、従来の栄養の摂り方と、分子整合医学による栄養療法の違いを見ましょう。

〈従来型栄養療法〉

糖質（炭水化物）	主食であり、欠かせないもの。しっかり摂るべき
タンパク質	必要だが食べすぎないこと。量は糖質や野菜より少なく
野菜・海草	糖質と同量くらいの十分量を食べる
果物	食べすぎなければ量はあまり気にしなくて良い
脂質（油脂）	できるだけ控える
・砂糖への考え方	嗜好品や調味料として、少量なら良い
・とくに重視する点	総カロリーの抑制

〈分子整合医学にもとづく栄養療法〉

糖質（炭水化物）	控えめに食べる。減量中は摂らないようにすることも
タンパク質	すべての栄養の基礎であり、必須。脂質を一緒に摂り過ぎない限り、できるだけ多く食べるべき
野菜・海草	タンパク質と同量程度食べるのが理想的

果物　嗜好品として、少量なら可
脂質（油脂）　摂り過ぎは肥満につながるが、少量は摂る必要がある

・砂糖への考え方　極力食生活から排除する
・とくに重視する点　高タンパク質の食事をし、糖質を控えること

分子整合医学による栄養療法では、なんといってもタンパク質を重視しているのが最大の特徴です。人体はその6、7割が水分でできていますが、その次に多いのがタンパク質であり、これがすべての栄養代謝の基礎になるといっても過言ではありません。

家を建てることにたとえると、タンパク質は基礎部分、土台に当たるものです。土台や礎石がしっかりしていないと、いくらその上に立派な柱や屋根をつけても家はもろくなってしまいます。

同じように、タンパク質が不足のところに他のビタミンやミネラルなどを一所懸命摂ったとしても、それは身体に上手く利用されず、無駄になってしまいます。

食材ごとの大まかな必要量は、以下の通りです。「えっ、こんなに多く？」と驚かれるかもしれませんが、それは従来型の栄養指導に私たちが慣らされてきたからです。

また、「こんなに毎日食べたら、カロリーオーバーだし、コレステロールが上がってし

まう」と疑問を感じたあなた！　巻末のQ＆Aコーナーでお答えしていますので、そちらもご覧ください。

一日の必要タンパク質量の計算法

必要タンパク質量は、概算で体重１kg当たり１gになります。

例えば、体重50kgの人なら一日50gが必要となりますが、肉や魚に含まれる純タンパク質量は10％程度なので、実際に食べるべき量は生肉（生魚）で約５００gと相当な量です。

現実には、肉以外の他のタンパク質も合わせて「５００g」ですが、一日三食として一回１３０gあまりのタンパク質を使ったおかずを食べる必要があり、かなり意識して毎食のタンパク質メニューを選ぶ必要があります。

また、クリニックで実際に栄養療法をしている患者さんによく指導するのが「一回量はやや少なく、食べる回数を増やす」ということです。というのも、栄養障害の進行した人ほど、いっぺんに多くの食事（とくにタンパク質）を食べるともたれることが多く、これを防ぐためにも、そして後に述べる血糖値の安定のためにも、「少量頻回食」が良いのです。

そのため、クリニックでは以下のように食べるタンパク質の種類と量の目安を提示しています。

①肉→100g（大きめの赤身肉一切れ）
②魚→100g（大きめの切り身一切れ）
③卵→1〜2個
④豆（とくに大豆）→豆腐半丁〜2／3丁と納豆大パック（100g入り）1個

①〜④をそれぞれ一単位とします。これらは重複しても良く、クリニックではそれらを毎日4単位以上食べるように指導しています。例えば肉200g（2単位）、卵1個（1単位）、魚100g（1単位）など。植物性タンパク質は動物性に比べて吸収率が約半分しかないので、そのぶん量を多く摂る必要があります。

「そんなにたくさん食べられない！」と思われましたか？

それでも、長くしつこくさまざまな不快な症状が続いている人は、タンパク質はせいぜい1〜2食、しかも一食あたりのタンパク質量も微々たるもの……という場合がほとんどです。

前記の量は、いきなりは無理としても、今日から意識してタンパク質摂取量を増やしていくことで、次第に楽になることが期待できます。

まずは、毎食、主役級の「タンパク質おかず」を食べることを意識するようにしてください。

本来の健康を取り戻すには

分子整合医学による栄養療法発祥の地であるカナダやアメリカでは、日本で指導するほどタンパク質摂取を強調していません。というのも、彼らはもともと多量の肉を食べる食習慣があるからです（吸収率の良い鉄分は、とくに動物性タンパク質から得られます）。その摂取量は、なんと日本人の7倍（『日経ヘルス』２００８年10月号）。日本人は、食事から摂るタンパク質量が伝統的に少ないため、国民の8割に鉄欠乏性貧血が見られます。

ところが、検査値の読み方の甘さから、そのほとんどは通常の健康診断や人間ドックでは見逃されており、貧血によるさまざまな症状がそれと気づかれないまま、私たちの生活の多くの場面に影響を与えています。

例えば日本人に多い「産後の肥立ちが悪い」という概念は、欧米ではほとんど理解されません。出産後体調を崩し、長く臥せってしまう人はあまりおらず、短期間で退院、復職というワーキングマザーが多いのです（まあ、入院日数短縮は医療保険制度の違い、復職しやすさはベビーシッターの得やすさなど社会的環境の違いも関係していますが）。「夏バテ」「冷え性」も同様です。これらはどれも慢性的な鉄欠乏性貧血による代表的な症状です。

また、オリンピックなど国際的な競技の場で日本人選手のスタミナがもたなかったり、故障が多い大きな原因の一つに、不十分な栄養摂取状況があると考えられます。

さすがに、「勝つためにはトンカツだ！」とトンカツばかり食べているという、笑い話のような実例は最近は減ってきていますが、まだまだ栄養への知識が乏しい選手やコーチが大半のようです。

先にも述べましたが、従来の「一日所要量」よりはるかに大量の栄養素が必要です。

例えば、ビタミンＢ群（B_1、B_2、B_6、B_{12}）について見ると、この図のように、三大栄養素（タンパク質、糖質、脂質）はビタミンＢ群の働きで、エネルギーに変換されて機能するので、従来いわれているビタミン欠乏症（脚気、ペラグラなど）の予防に必要な微量（一日１㎎前後といった「所要量」レベル）では、十分な健康状態を保てません。

従来は、欠乏症にさえならなければビタミン不足による病気は考えなくて良いといわれてきましたが、実際には、欠乏症以前にもさまざまな症状をきたします。

しかしそれらは特別な症状ではなく、疲労感やめまい、頭痛、しびれ、うつやイライラといったものであるため、病院を受診しても「ストレスですね」「更年期症状でしょう」といわれたり、「がまんが足りない、神経質過ぎる」などと受け取られ、精神安定剤を処タンパク質・糖質・脂質の三大栄養素は、最終的にすべてＴＣＡサイクルを経てエネルギーに変えられます。この過程のいたるところで、ビタミンＢ群が関係し、それぞれの代謝に深く関わることが良くわかります。ビタミンＢが不足している状態では、いくら食事をとっても効率よくエネルギーが作られないため、強い疲労感などの多くの不定愁訴を訴えられます。エネルギーとして代謝されなかった栄養素は、皮下脂肪として蓄えられることが多く、肥満の原因にもなるのです。

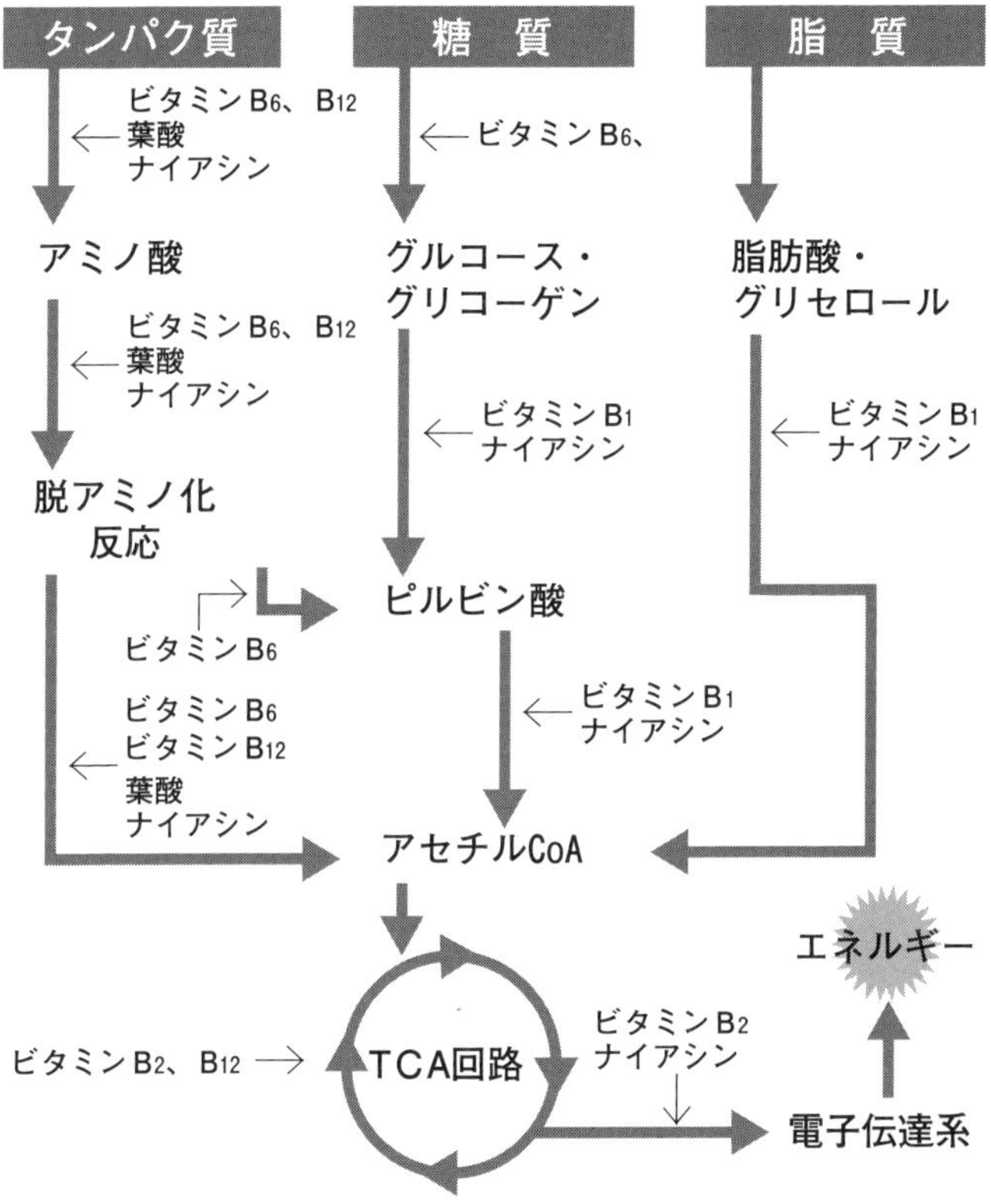

タンパク質、糖質、脂質は、運動の「基質」、エネルギー生成ルートに関わるビタミンは「触媒」と考える。『あなたのベスト・サプリメント』（上原兼治・著、久保明・監修、ドラッグマガジン）より

表１　ビタミンＢ群の三大栄養素に対する補酵素作用図

方されたりしがちです。

栄養療法のもう一つの特徴は、従来いわれていた栄養所要量とは違い、本当に必要な栄養素の量は個人ごとに大幅に異なり、また同じ人でも加齢・ストレスその他によって必要量が常に変動するということです。

例えばビタミンCは、大部分の動物は自分の体内で合成可能なので、外界から摂らなくてはならないものではありません。

ところが、ヒトを含む霊長類とモルモット、ある種のコウモリ（果物を主食とするインドのコウモリ）だけは、進化の過程でなぜかビタミンCの合成能力を失ってしまったため、食物から摂り入れる必要が出てきたのです。

そこで、さまざまな動物が毎日体内で合成しているビタミンCの量を調べれば、ヒトが従来どのくらい合成していたか、そして現在では毎日どのくらい摂取しなくてはならないかが、推測されることになります。

ところで、ビタミンCは強力な抗酸化物質の一つです。私たちの身体は毎日の生活のなかで毎瞬、酸化しています。呼吸をして酸素を取り込むと、それによって体内が酸化します。外に出れば、太陽の紫外線によって酸化します。体内のさまざまな代謝反応の過程でも、酸化物質が出てしまいます。

このように体内の酸化が進むことで老化が進み、さまざまな病気になりやすくなります。

がんや認知症の発病の背景にも、体の酸化が関係しています。

ビタミンCは、酸化が一定以上に進まないように阻止する栄養素の一つですが、抗酸化剤として常に体内に豊富に存在している必要があるために、他の動物の体内では多量に生合成されています。

例えば体重60kgで換算した場合の一日当たりの合成量は、犬・猫で２４００mg、ラット１５４０mg、マウス１６５００mg、ウサギ１３５４０mgなどとなっています。こうしたことから、ヒトの場合も、本来一日に少なくとも２０００〜２５００mgのビタミンCが必要と考えられます。

しかもこの量は平常時のものであり、（心理的ストレスや肉体的ストレス時（疲労、睡眠不足、ケガ、感染症の他、暑さ・寒さでも）には、より多くの量が必要となります。実際、動物たちもストレス時にはビタミンCの合成量が大幅に増加することがわかっています。

このように、大量に必要であるにもかかわらず、実際に私たちが日々の食生活から摂っているのは１００mg程度、厚生労働省による「所要量」で85〜１００mg（成人）となっています。いわゆる欠乏症にならないための栄養所要量と、からだが真に必要としている量がいかにかけ離れているかが、おわかりだと思います。

血糖調節障害を伴なう栄養障害

人間は雑食性であり、動物性・植物性由来のさまざまな栄養素を食事から摂り入れます。食物を消化し、そこから取り出したエネルギーの利用状況は血糖値として反映されます。

分子整合医学にもとづく栄養療法では、「5時間糖負荷」という検査で血糖調節障害（機能性低血糖症）を調べることがあります。

通常、糖尿病の疑いのある人に対して、内科では2時間の糖負荷検査を行ないます。この検査では、明らかに持続的な高血糖がある患者を見つけることはできますが、それ以外の例では、血糖調節障害による症状があっても見逃されてしまいがちです。

ところが、5時間かけて詳細に調べると、血糖調節障害の有無およびそのパターンが明らかになります。この血糖調節障害の判定は、ニューボールド博士による診断基準をもとにしたもので、正常な血糖調節は、以下の特性を保っています。

①5時間の検査中、負荷前の血糖値より50％以上上昇しない
②5時間の検査中、負荷前の血糖値より20％以上下降した
③5時間の検査中、どの時点でも1時間に50㎎／dl以上下降した

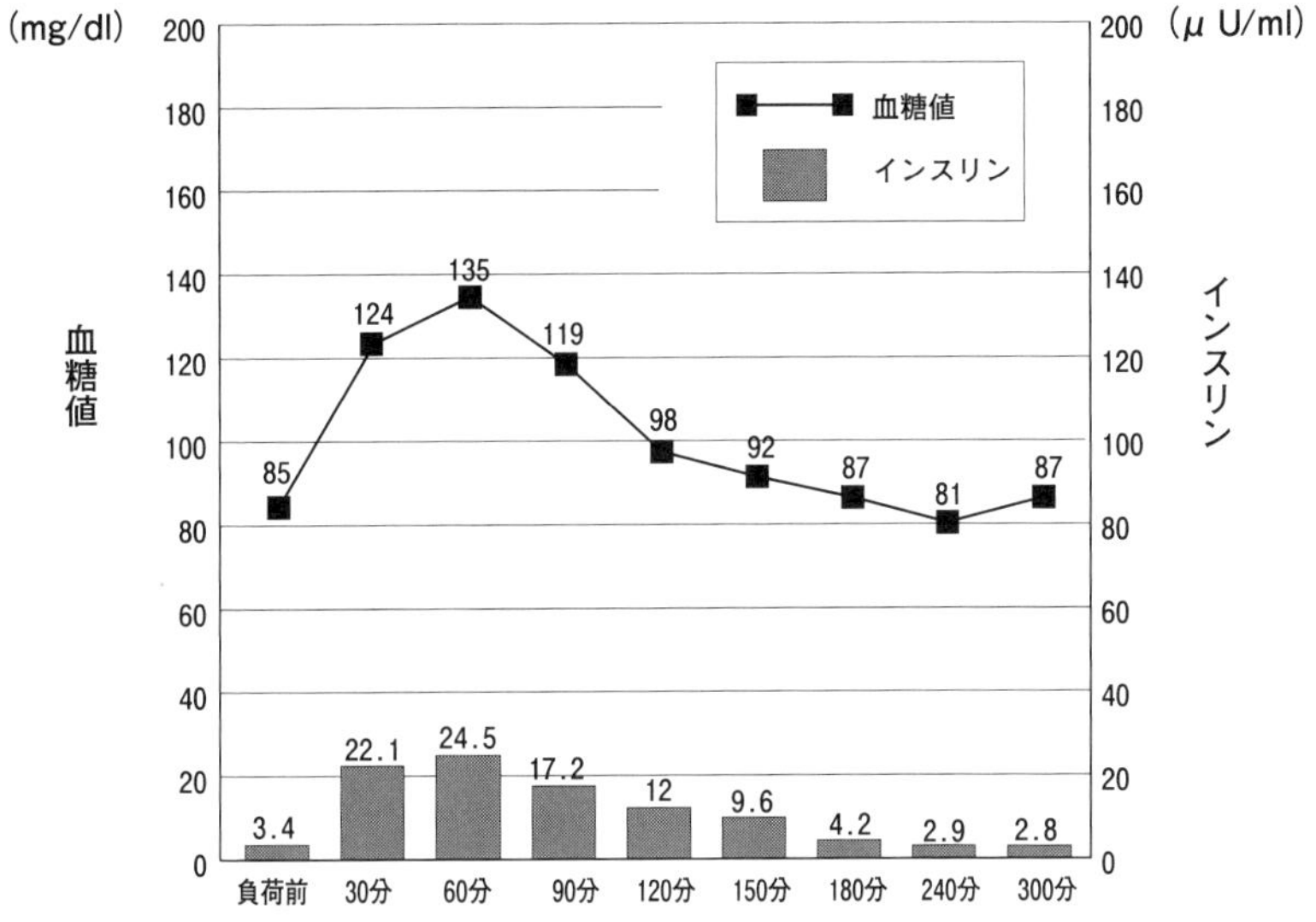

図１　正常な血糖値曲線の例（新宿溝口クリニック資料より）

④５時間の検査中、65㎎／dl以下を記録した

⑤５時間の検査中、めまい・頭痛・混乱・発汗・憂うつなどの症状が現れた

⑥５時間の検査中、インスリン分泌の変動が血糖曲線と一致しない

⑦血糖曲線がなだらかであっても、体温の上下が著しい場合

⑧血糖曲線における山が二つ以上ある場合

⑨血中カテコラミン代謝産物（アドレナリンなど）の濃度の上昇がある場合

上記項目のうち、どれか一つでも条件を満たした場合は、低血糖症（血糖調節異常）と診断することができます。ちなみに、正常の血糖曲線とは以下のようになります。

・絶飲食時の血糖値よりも50％以上血糖値が

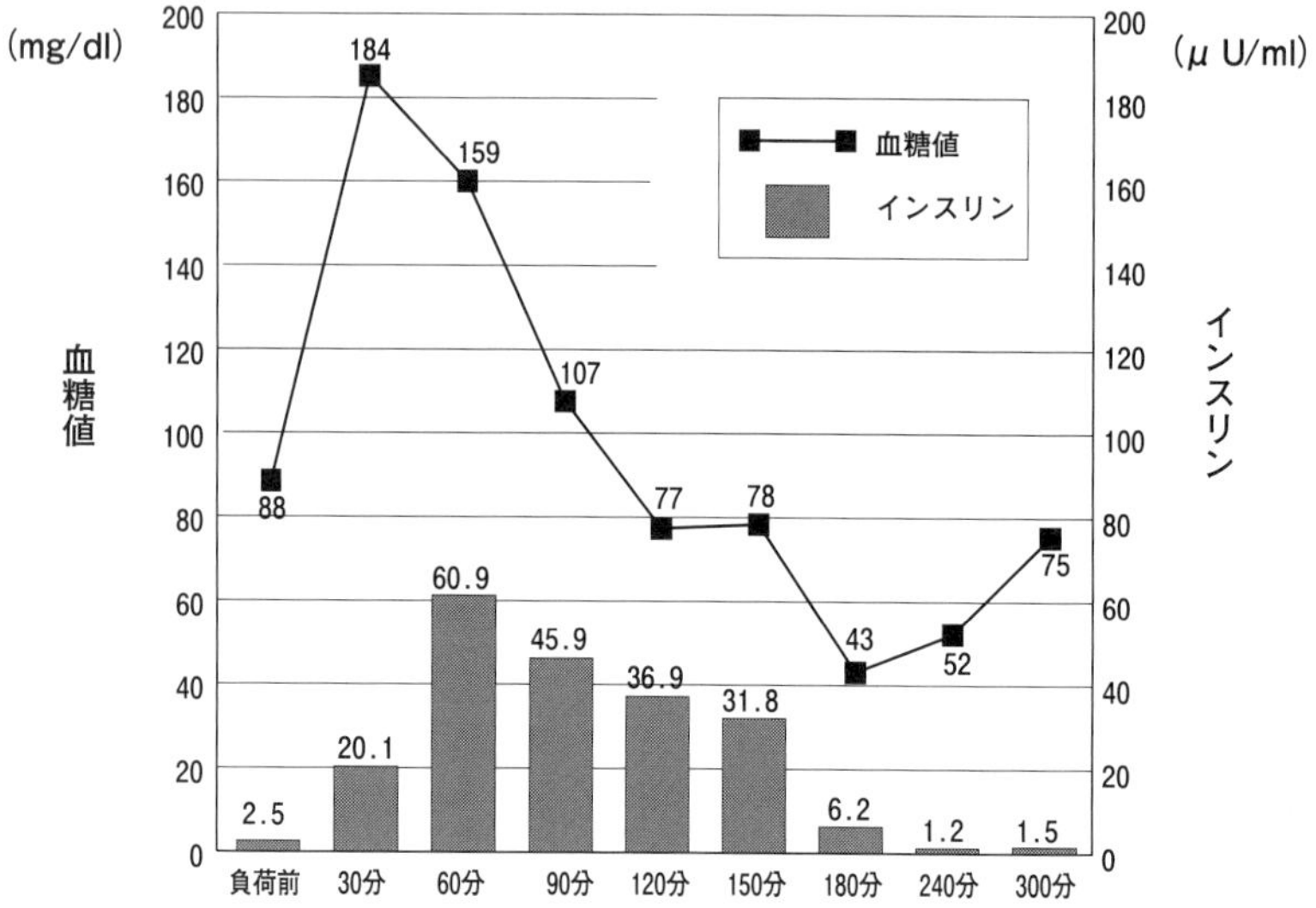

図２　血糖調節障害① 反応性低血糖症

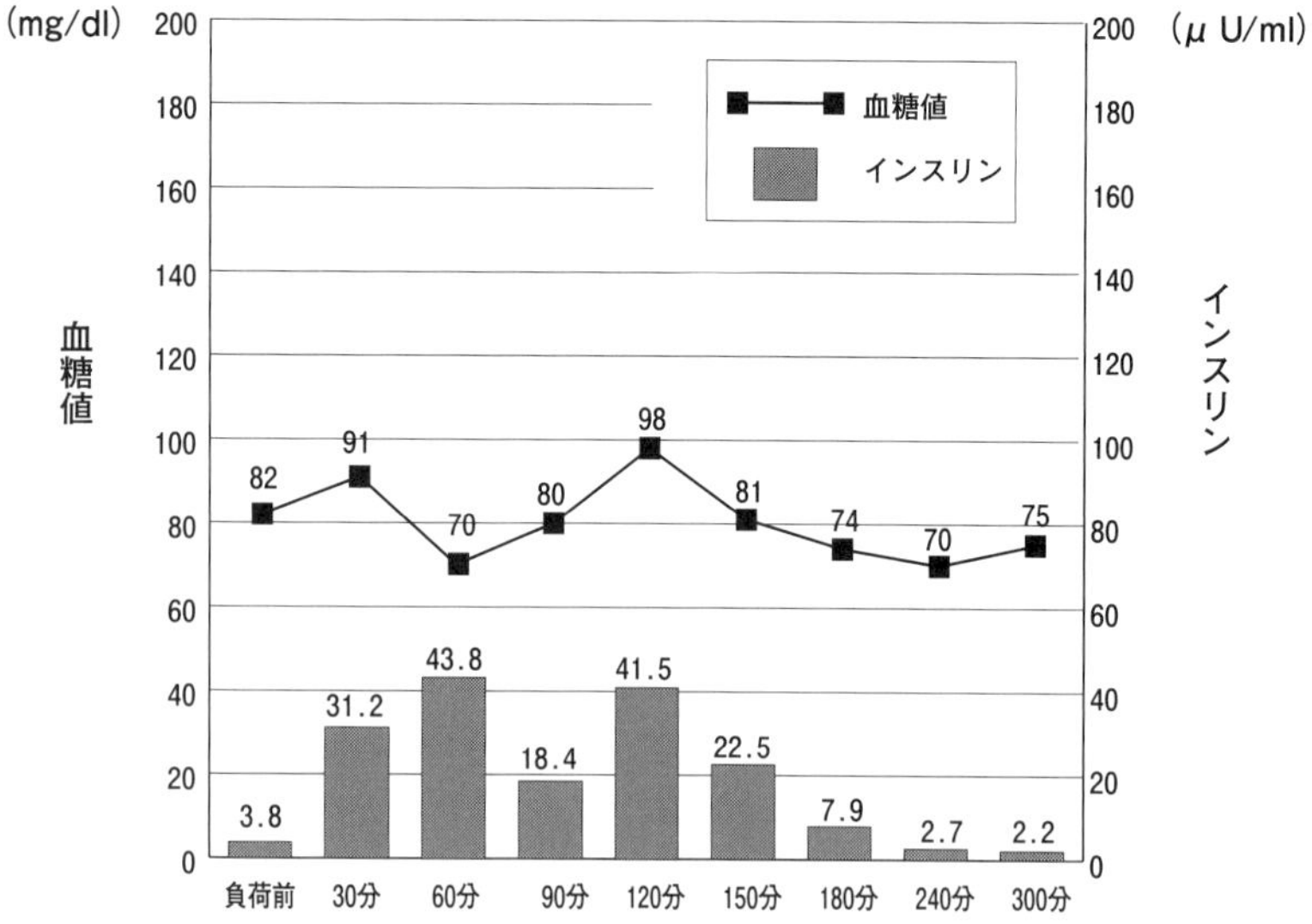

図３　血糖調節障害② 無反応性低血糖症

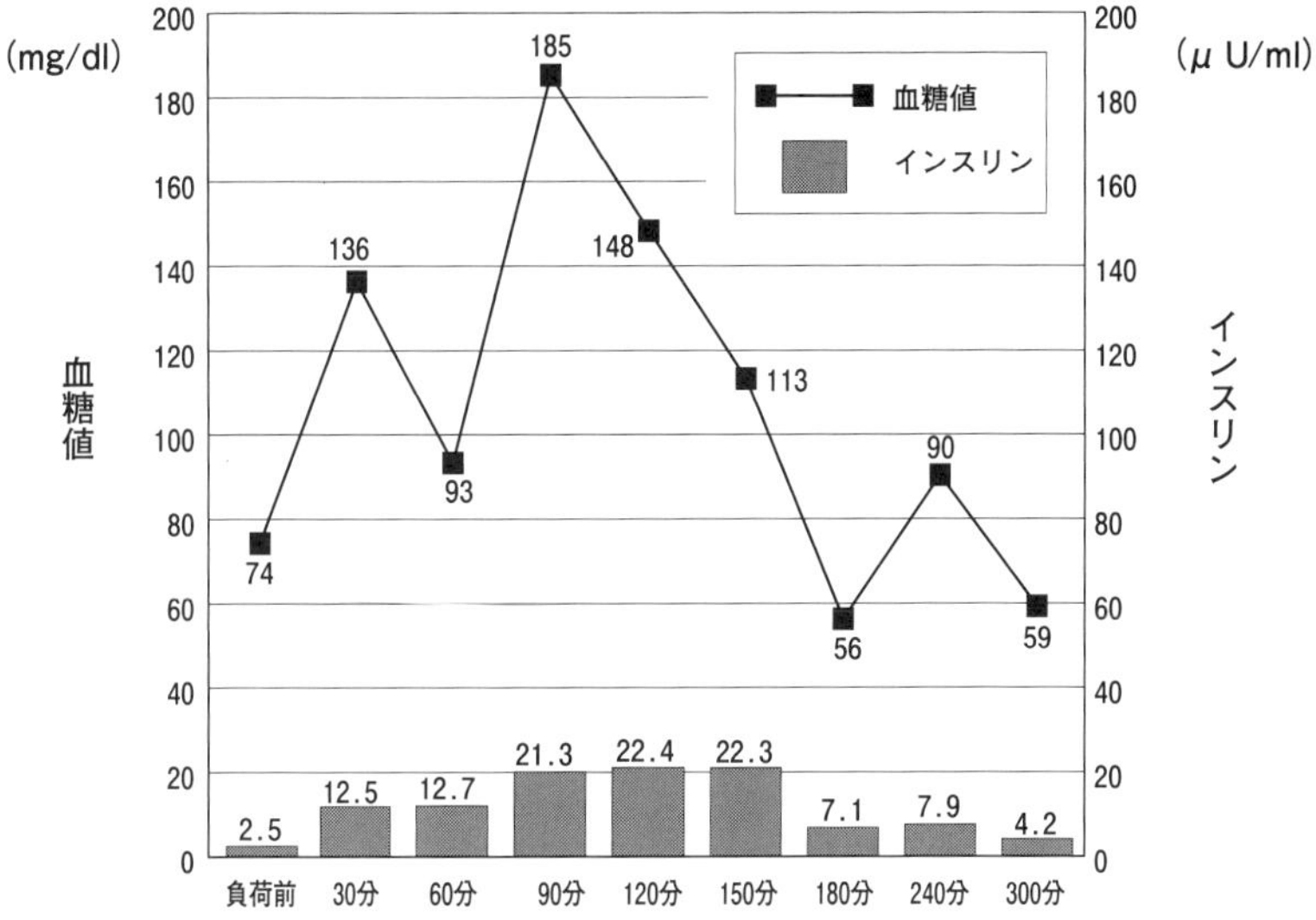

（図１〜４　新宿溝口クリニック資料より）

図４　血糖調節障害③ 乱降下型低血糖症

上昇するが、その後の血糖の低下は緩やかであり、1時間に50㎎以上の速度で低下することはない

・どんなに血糖値が下がっても、空腹時の血糖値の80％を下回らない

・この検査の時間中には、激しい症状はなく、体温も安定している

血糖値の変動グラフは糖尿病など一部の疾患患者を除いて、誰でもこの正常曲線を描くと、従来は考えられてきました。

しかし、実際には図2〜4のように、さまざまな異常パターンを持つ人が多くいるのです。

こうした異常な血糖値グラフになるのは、栄養障害によって、血糖値を正常な範囲に維持できなくなったからです。

血糖調節障害につながる第一歩は、精製された糖質（砂糖や精白炭水化物、すなわち白米や白いパンなど）を毎日食べる食生活です。こうした精白糖質はＧＩ値（巻末資料参照）がとても高く、急激に血糖値が上がります。

急すぎる血糖値上昇は異常事態なので、脳が血糖を下げるホルモン（インシュリン）を多量に分泌しますが、その結果、今度は急激な低血糖になります。血糖値が下がりすぎるのも危険なため、また脳が反応して、今度は血糖値を上げるホルモン（アドレナリンなど）を分泌します。

このアドレナリンなどは、血糖値を上げる他に、動悸・イライラなどを伴いやすく、これがさまざまな不快な症状に結びついていきます。

また、食事からの時間が経ち、血糖値が下がってきても、正常ならばある一定値以下には下がらないように調節されます。これは、血糖値は糖質だけから作られたり、調節されるのではなく、タンパク質や脂質からも糖を作り出す回路があるからです。

これを「糖新生」といい、この回路のおかげで数時間とか数日断食しても脳をはじめとする身体機能がエンストを起こさずに暮らしていけるのですが、栄養障害があるとこの回路がまともに働かず、時間の経過とともにどんどん血糖値が低下し、疲労感・脱力感・ぼんやりする・クラクラするといった症状が出てきます。

そして、こうした血糖値の調節障害が続くと、一時的な身体症状にとどまらず、不安感・

憂うつ気分やパニック発作、幻覚といった症状にまで進行することも珍しくありません。

このような事態の予防や治療をするには、以下のことが有効です。

①血糖値の急激な変動を起こす精製糖質を避ける

砂糖はもちろん、白米や白いパン、うどん・そうめん・ラーメンなど精白小麦粉で作られた麺類も、食べる機会を極力減らします（第3章でさらに詳しく述べています）。

②タンパク質をたっぷり食べる

糖質以外の栄養素を一緒に食べると、血糖値の上昇スピードが下がり、また「糖新生」によって、食後時間が経った時の血糖値の下がりすぎを防いでくれます。タンパク質と同量程度の野菜や海草も一緒に摂ると理想的です。

③補食する

時間の経過につれて血糖値が下がりすぎるのを防ぐために、間食もしてください。ただし、いわゆる「おやつ」ではなく、食事を補う「補食」、あるいは食事を分けて食べるという「分食」として、糖質は避け、タンパク質を補給します。食品の選び方など、具体的な方法は第3章を参照してください。

④ 運動する

早朝、朝食前にウォーキングやジョギングをする人は多いですが、空腹状態での運動は血糖値をますます下げてしまうので、とくに栄養障害のある人は避けてください。逆に、血糖値が急激に上がり過ぎることの多い食直後に、15～20分以上のウォーキングをするのは、血糖値の安定化に非常に有効です。このタイミングで運動しておくと、次の空腹時の血糖値の下がり過ぎを緩和しやすくなります。

第2章

栄養障害にまつわるさまざまな病気

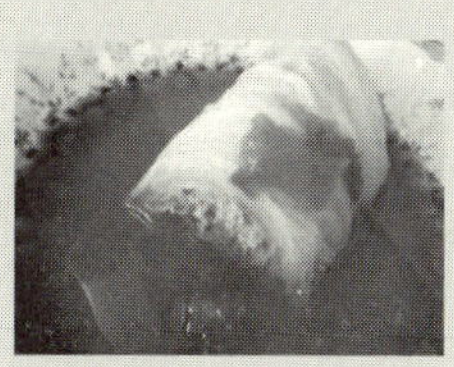

栄養療法の事例

栄養障害に関係する病気について、実際のケースをもとに紹介しますが、これらを読むと非常に多くの症状の根本に栄養状態の問題が潜んでいることがおわかりになると思います（プライバシー保護のために個人情報は掲載していません）。

ケース1　うつ病

大学進学のため、地方から上京した18歳の女性Aさん。

地元とは勝手の違う東京で初めての一人暮らしです。希望の大学に進学できたため、一抹の不安がありながらも新生活への期待に胸を膨らませてのスタートでした。

基本的には真面目でコツコツタイプなので、勉強と家事と時々のアルバイトにも手を抜かずがんばろうとしましたが、不慣れなせいで疲れがたまり、自炊をしなくなり、コンビニ弁当やファーストフードで食事を済ませることが多くなっていきました。

初夏の頃から、夜中に何度も目が覚めて眠れなくなる、日中だるくて眠い、意欲が出ず憂うつ、何かと不安で落ち着かないという状態が出はじめ、人の輪に加わるのがおっくうになりました。

授業に出てもついていけず、家事や、入浴・着替えといった日常的な行動をするのも難しくなり、授業を欠席しがちになりました。

担当教官に相談し、スクールカウンセラーに相談してはといわれて話したところ、提携しているメンタルクリニックに紹介されて受診することになりました。

クリニックでは「うつ病」の診断がなされ、抗うつ薬、精神安定剤、睡眠薬を処方されました。

薬を飲むと眠れるようにはなったものの、気力の低下や憂うつ感、不安感はなかなか改善されません。主治医は何度か処方を修正しましたが、それ以上の効果は出ませんでした。

そんなある日、ネットで栄養療法のことを知り、当クリニックに来られました。

血液検査では、タンパク質・ビタミンB群・鉄・亜鉛などの欠乏があったため、栄養剤の処方とともに、タンパク質を積極的に摂り、糖質を控えるように指導しました。

とくに不調が出てからのAさんは、わずかに食欲が出た時にはケーキや菓子パン、プリンなどをコンビニでまとめ買いして食べるようになっていたため、それを止めるように助言し、代わりにゆで卵やチーズ、肉野菜炒めなどを少しずつでも食べるように伝えました。

薬については、これまで前の主治医のもとで主だった抗うつ薬を使っても効果がなかったことから、抗うつ薬は中止しましたが、不眠と不安への対症療法として当面の間、睡眠薬と精神安定剤の併用を続けるようにしました。

こうして数週間がたつ頃からAさんは徐々に憂うつ感が減って日常生活が以前ほどおっくうではなく行なえるようになり、その後も段階的に症状が軽減していき、やがて順調に学生生活を送れるようになりました。

ケース2　強迫神経症、パニック障害

34歳の女性Bさんは、これまでとくに健康上の問題はなかったのですが、結婚して一人目の出産後から疲労感、憂うつ感に加えて、頭痛・肩凝り・めまい・手足の冷えとしびれ感、動悸を感じるようになりました。

二人目の出産後は症状がさらに強まった上、もともと丈夫で虫歯もほとんどなかったのに、次々と虫歯になり、何カ月も治療に通わなくてはならなくなりました。

この頃から、戸締りや火の元を何度も確認しないと不安になったり、電車やエレベーターなど公共の乗り物に乗っている時に動悸や息苦しさを覚え失神してしまうのではと怖くなり、外出を避けて自宅に引きこもりがちになってしまいました。

また、日中だるいのに夜はなかなか眠れず、眠りも浅くてしばしば目が覚めてしまい、翌日はもっとだるい、という悪循環です。

心配した夫に連れられて心療内科を受診し、睡眠薬と精神安定剤を処方されたものの、その効果は一時的でした。床に就きがちのBさんに代わって夫が当クリニックを見つけ、妻を連れて受診しました。

症状と血液データから重度の栄養障害があることがわかりました。とくに女性は普段から毎月の月経で血液を失う上、妊娠中には子どもに多くの栄養を提供し、出産時にはまた出血するなど、母体から多大の栄養素が失われます。このため、妊娠出産を契機として心身の不調を経験する人は多いのです。

Bさんには食事指導と栄養剤の処方をしましたが、睡眠薬や精神安定剤も併用しました。栄養療法では、栄養の改善による症状軽減が見られるまでの間、薬の併用をすることがよくあります。

Bさんは栄養療法によって少しずつ心身の症状が落ち着き、1年後には薬が不要となりました。現在は、妻・母として元気に生活を続けています。

ケース3　被害妄想

30代男性のCさんは、ある会社で勤務してきました。まじめに作業をこなす一方で、飲み会での盛り上げ役を買って出るなど、他の社員との交流もスムースでしたが、1年ほど前から「同僚たちは表面的には親密そうだが、実際には俺を嫌っている。『お調子者だ』『本当は仕事がそんなにできないのに、人の成果を横取りした』『あんな奴は消さなくては』などといっている」と感じるようになりました。

また、自宅マンションに盗聴器がしかけてある、ヤクザが一般人のふりをして近所から監視しているなどと家族にいうようになり、心配した妻に連れられて精神科クリニックを受診しました。

薬によって、幻聴や妄想、それに刺激されての興奮状態は治まりましたが、いつもボーッとして応答もはっきりせず、仕事もほとんどできなくなったため、休職となりました。このままでは退職となってしまうため、Cさん夫妻は栄養療法でなんとかならないものかと当クリニックに来院されました。

採血結果で相当の栄養障害があったため、食事指導と栄養剤を処方しました。精神科の薬は当面併用です。

栄養療法を始めて数カ月後、薬によるだるさがそれまでよりも強まったため（栄養状態の改善によって薬への反応性が良くなった結果と思われます）、徐々に薬の量を減らしていきました。

栄養状態の改善と減薬により、Cさんの表情に生気が戻ってきて、診察中も笑顔を交えての会話が増えてきました。

その後、Cさんの会社の上司や産業医、人事担当の人とも相談しながら復帰計画を立て、最初は責任の比較的少ない仕事から再開するといった配慮を職場からしてもらえたこともあって、順調に職場復帰を果たしました。

ケース4　不登校

飽食の時代である現代にあっては、一見、栄養障害などなさそうですが、家庭でも外出先でも糖質（砂糖などの甘味だけでなく、精製炭水化物一般）があふれている生活では、昔とは違ったかたちでの栄養障害に悩まされている子どもたちがたくさんいます。

例えば電車のなかで、幼児が自分の片手に余るほどの大きさのペットボトルでジュースや砂糖入りのミルクティー、カフェオレなどを飲んでいる光景をよく見かけます。

あるいは、子どもが退屈してむずかるのを防ぐために親が絶えずお菓子を与えます。遠方の祖父母が孫に会いにくるときには、袋一杯のチョコレートやクッキーなどをおみやげに持ってきます。

最近では、子ども時代から家でも一人で食事（個食）する子どもが増え、しかもその内容は「菓子パンとプリン」「チョコレートと炭酸飲料」という、カロリーばかりで栄養のない食べ方をしている子どもも決してまれではありません。

その結果として小児の肥満や糖尿病が問題になってきていますが、実際には「小児うつ病」「不登校」「多動性障害」といわれる症状にも食事の極端な偏りからくる栄養障害が背景にあると、分子整合医学では考えています。

8歳の男児、Ｄ君。2～3歳の頃から、甘いジュースや菓子などを頻繁に口にすることが多く、またそれらがないと不機嫌になる傾向があったため、両親もしばしば与えていました。自宅の冷蔵庫や戸棚には常に清涼飲料水のペットボトルやスナック菓子の袋がストックされ、Ｄ君は口淋しいとすぐに食べるため、肥満気味になっていきました。

それまではとくに発達上の問題はありませんでしたが、太り始めるのと前後して疲れやすさを訴え、小学校に上がってからはとくに朝、だるさと頭痛、時には吐き気と腹痛のため学校を休みがちになりました。また、夜の寝つきも悪く、夜中にしばしば目が覚めてしまい、なおさら翌朝の気分が悪い……という悪循環になりました。

小児科で相談したところ、精神科を紹介され、抗うつ薬を処方されたりカウンセリングを受けましたが、とくに改善は見られませんでした。

ある時母親が、「そういう症状は低血糖から来る場合もあるらしいよ」と母親仲間に聞き、「じゃあ疲れたという時はアメとかお菓子をあげればいいんだ」と思い込み、実行しました。すると、確かに直後は少し気分が和らぐようですが、1時間もしないうちに前よりも症状が強まったため、どうして良いかわからなくなってしまいました。そうこうするうちにインターネットで当クリニックのことを知り、D君を連れての来院となりました。

症状と採血結果から、重度の栄養障害、それに伴なう血糖調節障害（低血糖症）があることがわかったため、高タンパク質を基本とする正しい食事の摂り方を説明しました。

とくに母親に対しては、「低血糖だからといって砂糖を摂取したら、低血糖症状がなおひどくなる」ということを理論から説明し、甘味はもちろん、精製炭水化物全般を食生活から減らすように念を押しました。

また、すでに食事だけからだとなかなか十分栄養素を吸収できないほどに胃腸の吸収能力が落ちていたため、食事改善と平行して栄養剤も内服してもらうことにしました。

1カ月弱でD君の睡眠と寝起きの気分が大幅に改善し、表情もやわらぎ、日中の活動量も次第に増えていきました。

2カ月目には自分から学校に行き始め、勉強への意欲も戻ってきました。初めのうちは、クラスメイトらがジュースやアイスクリームなどを買って食べるのを見ると自分もつい食べてしまいましたが、そうすると翌日からまた朝のだるさ、憂うつ感が復活したため、以後は口にしないように自分で気をつけています。

高タンパク質・低糖質の食事でD君の体力は強まり、体育や部活動でもむしろ他の子たちよりもスタミナがもつようになってきました。中学3年となった今は、サッカー部で元気に走り回っています。

ケース5　原因不明のむくみ

60歳男性Eさん。2カ月ほど前から、体がむくむようになってきました。とくに両足首から足の甲にかけてが著しく、痛くて靴が履けなくなるほど。瞼や手指にもむくみが出ます。体もだるく、疲れやすさを自覚していました。内科を受診しましたが、心臓や腎臓を含めてとくに異常はありませんでした。

採血データで総タンパク質が6.7と低下しており、「軽度の栄養障害がありますね」と医師からいわれましたが、「もっと栄養を摂った方が良いのでしょうか」と問うと、「口から摂ったくらいでは改善は難しいでしょうね。ただ、Eさんの症状では病気というほどではないので、（アミノ酸製剤などの）栄養の点滴はする必要はありません」といわれました。

しかし、その後も症状が続くため、当クリニックを受診されました。

来院された時、両足の甲から足首にかけて膨張したようにむくんでおり、足の甲を指で押すとしばらく凹みが残る状態でした。

採血検査をすると、明らかな栄養障害が認められたため、食事指導と栄養剤の処方をしました。

6カ月後の再診時にはむくみがほとんどなくなり、だるさ・疲れやすさも消えました。

ケース6　PMS（月経前緊張症候群）、更年期障害

35歳の女性会社員Fさん。もともと月経痛（生理痛）があり、鎮痛薬が必要でしたが、30歳を過ぎた頃から月経前のイライラや落ち込み、月経中の強い眠気やだるさが加わり、仕事に差し障るようになってきました。

婦人科で相談したところ、PMS（月経前緊張症候群）との診断で、ピルによるホルモン補充療法が始まりました。しかし効果はあまり感じられず、むしろ頭痛や不正出血といった副作用が出てしまったこと、また脳卒中や乳がんなどのリスクが高まることをインタ

ーネットで知り、「ホルモン剤ではなく、もっと自然な方法で治せないか」と、当クリニックを受診しました。

栄養不足が続くと、女性ホルモンも適切に作られなくなるため、いわゆる更年期症状や月経に伴なう種々の不快な症状が出やすくなります。また、栄養障害があると、同じ薬でも効果が出にくく、副作用が出やすくなってしまいます。

Fさんにはこの点を説明の上、食事指導と鉄剤を中心とした栄養剤を処方しました。

1カ月たつ頃からだるさが少なくなり、3カ月後には月経前・月経中ともに心身の症状が楽になってきました。半年後からは長年の強い月経痛もかなり減り、鎮痛薬を使うこともなくなりました。

ケース7　低血圧、慢性疲労症候群

35歳女性のGさん。もともと朝が弱く、目が覚めても1時間は床でゴロゴロしていたいタイプで「低血圧だから仕方ない」と思っていました。

しかし、専門職としてフルタイムで仕事をしていたので、無理にでも朝食は食べてから出勤するようにしていました。ただ、勤務中、忙しくて食事が抜けると疲労感や脱力感、イライラを感じやすくなるのは自覚していました。

夫の転勤を機に退職しましたが、初めての土地での専業主婦体験は、それまでの生活パターンと大幅に違うため戸惑うことが多く、友人もなかなかできない、趣味（スポーツジムでの運動）も近くに設備がなく気分転換もままならない等から、徐々に疲労感、意欲・食欲低下、微熱が出るようになりました。

内科を受診し、自己免疫性疾患や感染症なども検査しましたが、異常なしでした。心療内科を紹介され、うつ病の診断を受けて抗うつ薬での治療が開始されましたが、眠気やだるさ、イライラといった症状が強まるばかりで効果が出ません。とくに、朝目覚めた時の憂うつ感や、ボーッとして頭が働かない感じが強く、起床後2、3時間は何もする気が起きません。このため、朝食を抜くことが増えていました。

ある日立ち寄った書店で、分子整合医学の本を見つけ、自分の症状は栄養障害と、それによる低血糖かもしれないと思いました（夕食は18時と早めで、夜食は摂っていませんでした）。

そこで、寝る前に牛乳1杯とゆで卵1個を食べるようにしたところ、翌朝から目覚めの気分が改善し、その後も食事のタンパク質量を増やすにつれ、朝の憂うつ感や意欲低下、だるさがなくなりました。

ケース8　アトピー性皮膚炎

皮膚や粘膜は、外界と人体の境界であり、外部からの侵入物（細菌、ウイルス、カビなど）から生体を防御する免疫上の最前線です。体は細胞壁・粘液・免疫細胞など、何重ものしくみを用意して侵入物をブロックしようとしますが、防御機構も栄養素という材料があってこそ十分に機能できるのです。

近年、アトピー性皮膚炎や花粉症に苦しむ人が急増していますが、その原因としてストレスの他に栄養障害があることは、皮膚科医や呼吸器内科医でさえ、ほとんど知りません。栄養障害があると、免疫機能の不足や過剰（いつまでも炎症が治まらない）といった誤作動を起こしやすく、アレルギー性疾患（自己免疫性疾患）が治りにくいとされるのも、従来の医学が栄養面に注目しないためと考えられます。

10歳の男の子H君。乳児の時からアトピー性皮膚炎があり、母親は小児科医や栄養士の指導の下、卵や肉、小麦などを除去した食事を与えてきましたが、症状は一進一退。本人は痒くてなかなか熟睡できず、皮膚は掻いた跡でかさぶただらけでした。

皮膚科でステロイド入りの軟膏や飲み薬も処方されましたが、最初はよく効いてもまたぶり返し、しかもステロイド薬の副作用で顔が丸くむくんできてしまいました。

漢方薬その他の代替療法もさまざまに試してみたものの、これといった効果がなく、母親が知人から栄養療法のことを聞き、当院受診となりました。本人と母親には、栄養状態と皮膚症状の関係を説明し、採血データに基づいて食事の改善法を教え、必要な栄養剤の処方を行ないました。

最初、母親はタンパク質を食べさせることに抵抗が強かったのですが、本人が比較的アレルギーを起こしにくいもの（魚など）から摂取量を増やし、次第に卵や肉も加えるようにしたところ、数カ月後から皮膚の炎症や痒みが減り始めました。1年たつ頃にはかなり皮膚もきれいになりました。

また低タンパク質食をしていたころは疲れやすかったのが、スタミナがもつようになり、勉強やスポーツを以前よりずっと楽しめるようになりました。

ケース9　摂食障害

摂食障害（拒食症、過食症）は、20年ほど前までは「若い女性特有の神経症」といわれていましたが、近年は30～40代にも、また男性にも見られることが珍しくなくなりました。

そして、従来は母子関係をはじめとする身近な対人関係のあり方に問題があるとされ、長期的な心理療法が必要で、それでもなかなか良くならないケースも多いことが体験的に知られていました。もちろん心理面の関与も大きいのですが、摂食障害になる人は胎児時代の母体の栄養状態（酸欠状態を含めて）が悪かった例が多いこともわかってきています。また、栄養障害による血糖値の急激な変動が心身の状態を不安定にしていることが、分子整合医学では知られています。

このため、栄養改善による身体的アプローチが治療に有効だと考えられています。

25歳の女性Iさん。もともと人見知りをしやすく、やや心配性なところはありましたが、中学まではとくにこれといった問題もなく学校生活を送ってきました。

しかし高校に入って、最初の体育のための着替えのとき、「他の子たちに比べて自分は太っている」と感じたことをきっかけに、ダイエットを始めました。4カ月で10kg近く減量した頃から月経が止まり、同時に疲れやすさ、立ちくらみ、冷え、イライラを強く感じるようになり、ある日空腹感に耐えられず、一気に菓子パンやスナック菓子を平らげてしまいました。

太るのを恐れてこの日から食後に吐くようになり、学校ではほとんど何も食べず、帰宅後も部屋にこもって過食してはトイレで吐くという生活になりました。

乱れた食生活とそれに対する自己嫌悪から体調も気分もいつも悪く、親しい友達づきあいもできなくなりましたが、それでもぎりぎりの出席日数で高校は卒業し、地元で就職して一般事務をする会社員として勤務していました。

社会人になってからも過食嘔吐は続いていたものの、高校生時代よりは頻度も減り、それなりに落ち着いて生活していました。

しかし、食生活のアンバランスは続いており、朝食はプリン1個、昼食は菓子パンやコンビニサラダ程度でした。夕食は母親が家族のために作ってくれていましたが、Ｉさんは肥満を恐れて野菜と豆腐や刺身、納豆を少々食べるだけです。

22歳頃から立ちくらみや疲労感・脱力感が強まり、勤務中にクラクラして仕事が手につかなくなってきました。疲れているのに夜は満足に眠れず、イライラと憂うつ感が強まりました。このため、近くの心療内科クリニックを受診したところ、「摂食障害」と診断され、抗うつ薬と精神安定剤、睡眠薬を処方されました。その結果、眠りはある程度改善したものの、他の心身の症状は変化なく、むしろだるさや胃のムカムカ感が出てきたために、そのクリニックを止め、当院を受診しました。

これまでの経過や採血検査で重度の栄養障害と診断され、食事指導と栄養剤の処方をしました。症状緩和のため、当面は睡眠薬などの処方も併用し続けました。

半年後からＩさんの過食衝動は徐々に弱まり、食事の時間が延びても次の休憩時間まで仕事に集中することが可能になってきました。何年にもわたり常にイライラしていた緊張がやわらぎ、リラックスした表情で周りとも対応できることが増えてきたため、職場での対人関係も円満になってきました。

自宅での過食嘔吐も月一、二度程度に減ってきたため、週末に旅行に行くこともでき、それを楽しめたと、嬉しそうに報告してくれたこともあります。

最近では、カルチャースクールで知り合った友人と一緒に買い物に出かけるなど、行動範囲や対人関係も広がっています。

ケース10　食事中～食後の不快症状

46歳の男性Jさん。金融会社に勤務し、常に時間と責任によるプレッシャーのなかで激務を果たしていました。3年ほど前から、緊張のため食欲がなくなり、一日一食かそれ以下の日が増えてきました。「時間がなくて全然運動もできないから、食べても太るだけ。時間節約と肥満防止にちょうどいい」と、欠食が続くことを気にせず、むしろ喜んでいました。

半年前頃から、疲労感、脱力感、憂うつ感、意欲低下などを自覚するようになり、同時に急激な空腹感を感じることが増えてきました。

それでつい、ガツガツとご飯ものなどをかき込むのですが、その直後から動悸・頭痛・吐き気・イライラが出るようになり、ひどい時には食事中からすでに症状が始まり、冷や汗も吹き出てきます。実際に嘔吐してしまうこともありました。

最初は同僚から「好きなものを思いきり食べても全然太らないなんてうらやましいなあ」といわれたりもしたのですが（Ｊさんはやせ型）、本人は食後の不快感が著しく、かといってまったく食べないとだるさと憂うつ感で苦しいため、どうして良いかわからなくなり、当クリニックを受診しました。

症状と採血データから重度の栄養障害があり、食事中～食後の諸症状や空腹時の症状も栄養障害に伴なう低血糖症状だと考えられました。Ｊさんには一日三食の高タンパク質・低糖質の食事と一日二～三回の補食（食事を補うためのタンパク質追加）を指示し、栄養剤も処方しました。

その後、Ｊさんの症状は徐々に軽減しはじめ、１年後には食中・食後の反応もほとんど出なくなりました。

ケース11　ダイエット、メタボリック・シンドローム対策

ダイエットをするためにはカロリーコントロールも大事ですが、摂取する栄養素の種類と量を確保することはもっと大切です。

カロリーだけカットして体重が減っても、それは「やつれた」にすぎず、筋肉が落ち基礎代謝率が低下してリバウンドしやすいばかりでなく、ダイエット中のイライラ・憂うつ・疲労感など心身の症状が出て、続けられなくなってしまいます。

50歳の男性Ｋさん。もともと社交的で働き者でしたが、長年の大量飲酒による肝機能障害（肝炎）を健康診断で指摘されたのをきっかけに、自分から断酒をしました。

しかし、お酒がないと眠れず、勤務中も頭が働かないということで、当クリニックを受診しました。

クリニックでは対症療法として睡眠薬を出しました。また、栄養障害の可能性が高いため、採血検査も行ないました。飲酒はそれ自体で体内の栄養素を多量に消耗してしまいますが、とくにお酒とともにちゃんと食事を摂らないパターンの人の場合、栄養障害が著しいことが多いからです。

Ｋさんの場合もかなりの栄養障害が認められたため、食事指導と栄養剤を処方しました。

初診時、Ｋさんはやや小太りだったのですが、食事内容と血糖、運動の関係も説明したところ、朝晩の食後のジョギングも採り入れるようになりました。

栄養の改善と運動の二本立てによる血糖値の安定と代謝率アップにより、３カ月で４kg以上減量し、しかも減り続けていました。

本人には「早すぎるペースでの減量はまた栄養不足を招くので、タンパク質の摂取量を増やし、運動量をほどほどにすること」を外来のたびに念押ししました。

半年あまりたった現在、Ｋさんは適度なスリム体型を維持し、仕事を続けています。

ケース12　性欲低下、ＥＤ（勃起・射精困難）、男性不妊症

女性が鉄の欠乏から貧血になりやすいのに対し、男性はとくに亜鉛が非常に重要な役割を果たします。これは、しばしば不足しがちで、しかも通常の医学や栄養学では見逃されやすい代表的な栄養素です。

かつて初老期うつ病、最近ではいわゆる男性更年期としても理解される憂うつ気分、意欲と食欲の低下、性欲低下、ＥＤ（勃起・射精困難）は、その発症の背景に栄養障害、とくに亜鉛の不足があることが、分子整合医学でわかってきています。

精子そのものの運動機能や産生力にも亜鉛が必須で、このミネラルの不足により、精子数が十分作れなかったり、受精しにくい精子しかできなかったりすることは、あまり知られていません。

37歳の男性Lさん。会社員として働いてきましたが、とくにここ数年は管理職として責任と業務量が増え、早朝から深夜までの勤務が続きました。出社前はぎりぎりまで寝ていたいため、朝食を抜くのは若い頃からの習慣でしたが、ここ数年は昼食を摂る時間さえなかなか確保できず、気づくと夜という状態です。

さすがに空腹になり、残業の合間にカップラーメンを食べたり牛丼屋のテイクアウトでお腹を満たすということが続いていました。

そのうち疲労感が抜けなくなり、同時に気分の落ち込みや集中力の低下を自覚するようになりました。もともと活動的で、何とか取れた休日には睡眠を削ってでも恋人に会いに行くタイプだったのですが、めっきりそんな気力が失せ、自宅でゴロゴロすごすようになりました。

出勤するのが苦痛になり、何とか会社に出ても以前のように頭が働かず、焦りと不安が強まったため、メンタルクリニックを受診しました。

クリニックでうつ病の診断を受け、抗うつ薬や睡眠薬を処方されたところ、睡眠はとれるようになったものの憂うつ感と不安感は改善しないまま、性機能低下はむしろ強まったようでした。会社を休みつつ、何度か処方調整をしてもらっても良くならないLさんを心配して、恋人がインターネットで栄養療法について知り、当クリニックに本人を連れてきました。当院では薬を微調整して併用しながら、栄養指導と栄養剤の投与をしました。

Lさんが病気休暇中は恋人が食事の支度をするということでしたので、協力してもらうことにし、やり方を詳しく説明しました。

2、3カ月たつ頃から症状が軽減し始め、採血データでも改善が見られたので徐々に薬を減らし、最後には薬を中止しましたが、Lさんの良い調子は安定していました。この頃になると、徐々に外出数も増え、気力・体力とも回復してきたため、会社側と相談しながら段階的に準備し、半年後には職場復帰を果たしました。

ただし、発病前の状況を教訓にし、過労にならないよう気をつけること、忙しくても食事をおろそかにしないことを、通院時に繰り返し念押ししました。

その後も安定した状態で過ごせており、1年後には恋人と結婚しました。現在では子どもも授かり、家族との時間も大切にしながら日々を送っています。

ケース13　高齢者の体力・知力アップ

一般に、高齢者は複数の疾患を抱えていることが多いだけでなく、薬に対しても副作用が出やすいことが知られています。これは、体内の栄養素の不足度が若い世代よりも進行している人が多く、その分、病原菌や薬剤、ストレスに対しての抵抗力が低下しているためだと考えられます。

また、加齢による記憶力の低下、不眠、神経過敏といった症状は、脳細胞をはじめとした体内の酸化が進むことで起こりやすくなり、逆に抗酸化力を高めることでそれらの症状を軽くすることも可能であることが次第にわかってきています。

自己治癒力を回復し、抗酸化力をアップするには、やはり適切で十分な量の栄養摂取が鍵なのです。

77歳の女性Mさん。長年踊りの師匠をするなど活発な生活をしてきましたが、1年ほど前から教室の日程を勘違いしたり、家族に同じことを何度も聞いたりすることが増えてきました。

また、家事が中途半端で買い物の内容を忘れてしまったり、食事作りができなくなってくるなどの異常が観察されるようになりました。

息子さんが心配して大学病院に連れて行き、脳外科や神経内科を受診したところ、脳CTやMRIなどの画像診断では何年も前にあったと考えられる小さな脳梗塞跡が数箇所見つかったものの、今回の症状との直接の関係はないといわれました。

また、精神科では軽度の認知症と診断され、「脳の血液循環を改善する薬」を処方されましたが効果が見られず、かえって肝機能異常やめまいといった副作用が出たため中止しました。

そのうち眠りが中断しがちになり、それに伴ない「家に泥棒が入ってくる」という被害妄想も出るようになりました。不眠に対して睡眠薬も出されましたが、夜中にトイレに立った際にふらついて転倒し、危うく骨折しそうになったため、家族がそれ以上の内服を止めさせました。

息子さんの知人で栄養療法を受けていた人から「一度栄養状態を見てもらっては？」と助言されたことから、息子さんに連れられ、当クリニックへ来院しました。

血液データではやはり、タンパク質をはじめ全般的な栄養不良がありました。息子さんによると、もう何年も前から食が細くなり、うどんやお茶漬け程度で食事を済ませることが増えていたとのことでした。

そこで、できるだけ毎食卵や魚などのタンパク質を加えるよう家族に気をつけてもらい、栄養剤も併用したところ、2、3カ月後から眠りが安定するようになり、妄想発言も少なくなりました。

記憶力の低下は依然としてありましたが、不安や緊張が減った分、ゆっくりと自分のペースで行動できるようになり、家族やヘルパーの手助けを受けながら日常生活を送れるようになりました。食欲も増し、風邪などの感染症にかかりにくくなり、かかっても回復が早くなりました。

このように、「高齢だから仕方ない」といわれてきた症状についても、十分な栄養補給によって身体の本来の機能を最大に引き出すことで、症状の程度をより軽くしたり、進行を遅らせるなどの効果を得ることができるのです。

栄養療法用の採血検査からわかるその他のメリット

①ピロリ菌感染の発見と対処

１９８０年代、ピロリ菌（ヘリコバクター・ピロリ）が胃のなかで生存することが発見され、１９９０年代には、この細菌が感染している人は慢性の胃・十二指腸潰瘍ができやすいこと、そして感染が長期間続くと将来胃がんになる危険性が高まることがわかり、注目されるようになっています。

一般に、ピロリ菌は下水道施設の不十分な発展途上国で感染率が高く、先進国では低いのですが、日本人の感染率は比較的高く、とくに昭和40年代以前生まれでは過半数の人が感染しているという調査結果もあります。感染で胸焼けや吐き気、食欲低下など胃炎症状が出る人がいる一方、感染していても無症状の場合も少なくありません。

しかし、自覚症状のない人に対しては、普通、ピロリ菌検査まではしないので、感染していた場合、無自覚のうちにピロリ菌による慢性胃炎→胃潰瘍→胃がんとなるリスクが高まってしまいます。

また、ピロリ菌が感染していると、栄養の吸収が菌によって妨害されてしまうため、食事に気をつけている割には体調が良くなかったり、栄養剤を処方しても効果が不十分になりがちです。

栄養療法においても、胃炎症状や本人の希望がとくにない段階では最初からピロリ菌の検査はしていませんが、数カ月間以上きちんと栄養指導を守っているにもかかわらず状態の改善が見られにくい場合は、ピロリ菌検査をすることがあり、感染していれば消化器内科に紹介し、がんなどがないかを胃カメラで確認の上、除菌してもらいます。この検査は、２０００年に胃・十二指腸潰瘍に対しての除菌が保険適用になってから実施数が増えています。

ところが、１９９０年代には除菌率90％以上といわれていたのが、近年は半数以下という統計もあり、これは除菌に使う抗生物質に対する耐性菌が増えてきたためといわれています。また、抗生物質使用による副作用（下痢、食欲低下、肝機能異常など）も出現することがあります（2.5〜10％）。

除菌時に栄養療法を併用していると、除菌率がアップするだけでなく、抗生物質による副作用が出現しにくくなり、身体に最少の負担で除菌期間をすごすことができます。

②がんの早期発見の一助として

がんは、早期発見・早期治療のためがん検診を受けることが奨励され、人間ドックでもいくつかの腫瘍マーカー（がんのリスクを見る特殊な指標）が検査項目に取り入れられています。

しかし、がんはある日突然致命的な状態で出現するわけではなく、画像や特殊項目で引っかかるようになる以前から、慢性・持続性の炎症として体内にその種火が発生し始めるのであり、その時点で正しい対処をすれば、本格的な発病を予防できると考えられます。

「種火」の段階では、「疲れやすい」「だるい」「微熱（あるいは痛み、しびれなど）が出る」「吐き気や下痢、便秘を繰り返す」といった症状がありますが、通常の診察や検査を受けても「とくに異常ありません」といわれてしまいがちです。

この段階できちんと栄養を身体に入れると自己治癒力が高まり、本格的な病気（がんに限らず）を予防しやすくなると考えられます。

栄養状態を見る血液検査では、いくつかの項目の関係性から「体内に慢性炎症がある」と判断される場合、患者さんにがん検診を念のために受けるようにお勧めしています。もちろん普段から自発的にがん検診を受けていただくのが望ましいのですが。

ただ、検診が大事とはわかっていても、カメラを飲んだり一日仕事を休んだりしなくてはならないとなると、とくにつらい自覚症状もないうちは、つい面倒で先延ばししがちな人が多いのではないでしょうか？

しかし、栄養療法外来での3カ月に一度程度の採血検査で、注意を受けた時にすぐ検診を受けるようにすると、日頃の健康レベルの向上と、リスク管理を同時に取り入れられるようになります。

心身の不調は栄養アンバランスのサイン

「飽食の時代」といわれるようになってから20年以上経ち、それ以前の、わかりやすい栄養失調や栄養障害は劇的に減り、今や食べすぎ、カロリーオーバー、運動不足などによる生活習慣病が国をあげて取り組むべき課題となってきました。

平成20年4月から、メタボリック・シンドロームをチェックする「特定健診」が義務づけられたことは、その象徴的な出来事だといえます。

このため、従来の美容のためのダイエットだけでなく、「肥満防止」「高血圧、糖尿病予防」を目指して食事制限をする人も増えてきました。問題なのは、こうした人たちの多くが、思い込みによる自己流ダイエットに突き進んでしまい、その結果、健康を害するようになることです。

特定の食品一品だけを摂取するダイエットや、急激な断食はとくに具合が悪くなることが多いのですが、それ以外にも玄米菜食が一番と信じて数カ月以上も続けた結果、貧血やうつ状態になってしまった人たちを、外来で何人も診てきました。

ほとんどのダイエット法は、カロリー制限には成功しても、身体を作る栄養素もごっそり不足してしまうため、身体がいわばガス欠状態になり、機能できなくなるのです。

また、食事にある程度気をつけている人でも、環境の変化があった時（引越し、結婚、入学や入社、転勤等々）には自分で意識している以上に心身に負荷がかかっており、その対処のために普段より何倍も栄養素が消費されます。疲労や睡眠不足、風邪などの感染症にかかった時も同様です。

このため、こうしたイベントが生活のなかにあった際には普段より多くの栄養を摂らなくてはなりませんし、自分の健康を維持できるように日々の負荷を自分でモニターし、できる範囲でコントロールする必要があります。

栄養療法では、単に不足している栄養素を見つけて補給するだけでなく、患者さん本人のストレス対処法を振り返り、再発防止するためにはどうすれば良いかを一緒に考えていく作業も行ないます。

体調を崩したことを「身体から自分への注意報だ」と認識し、上手く自己モニターできるようになると、将来同じようにストレスがかかったときにもより上手に対処できるようになります。

なお、前述の事例では、大部分が外来の患者さんだったため、当クリニックの受診というかたちになっていますが、本書以前に出された一般向けの分子整合栄養医学による栄養療法本を読んで食事内容を高タンパク質・低糖質に変えた結果、不調（不眠、うつ状態、パニック発作、疲労感、痛み等々）から回復した方々や、そうした方から紹介されて外来に来られた方々もいらっしゃいます。

確かに、症状が重度になって何年も経っていると、自分で食事を改善するだけでは十分に症状が改善されない場合もあります。その理由は、以下のようなものがあります。

①長年の栄養障害によって、食べ物から必要な栄養素を吸収する胃腸などの消化能力が著しく低下してしまっている

②野菜をたっぷり食べるのは良いが、肉や卵も毎日たくさん食べるのは太りそうで怖く、（書籍での）指導を守れない
③甘いものやパンなどの多食を止められない

こうした方は、不足している栄養素をクリニックの血液検査で具体的に特定し、とくに欠乏の著しいものを中心に栄養剤も併用しながらの食事指導を受ける必要があります。

そこまでいかない方なら、本書で「正しい食事改善のポイント」を押さえると、普段の生活のなかでより快適に健康にすごせるようになるでしょう。

もちろん、本格的な栄養療法をしている方も本書を読むことで、治療の効果をよりアップさせることができます。

第3章

外食中心の場合の栄養改善法のコツ

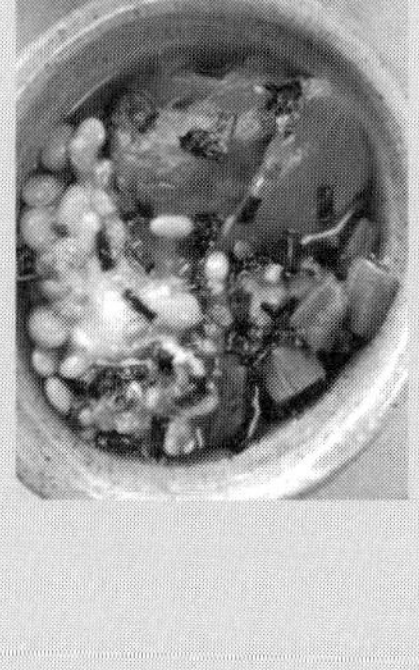

外食も工夫しだいで豊かな食生活に

まずは、以下のリストを見て、×（できるだけ避けるもの）、○（積極的に摂るべきもの）、△（どちらともいえないもの）をチェックしてみてください。

食物リスト

□白米　□玄米　□食パン　□全粒粉入りパン
□ラーメン　□うどん　□そば　□パスタ
□もち　□フライドポテト　□クッキー　□キャンデー
□饅頭　□チョコレート　□せんべい　□ポテトチップス
□甘くないスナック菓子
□卵　□肉　□魚　□大豆製品
□チーズ　□無糖ヨーグルト　□牛乳　□豆乳
□マーガリン　□バター　□ラード　□紅花油
□オリーブ油　□野菜　□果物　□海草
□ナッツ類

□コーヒー　□紅茶　□緑茶　□麦茶
□ゼリー飲料　□スポーツ飲料　□アミノ酸飲料 □１００％野菜ジュース
□１００％果物ジュース　□ヨーグルト飲料
□アルコール飲料

（答え）
○は卵、肉、魚、大豆製品、チーズ、ヨーグルト、オリーブ油、豆乳、ナッツ類、野菜、海草、麦茶。△は玄米、全粒粉入りパン、そば、パスタ、バター、果物。残りは×です。

いかがでしょうか？「今まで教えられてきたことと違う！　何で？」と思われた方も多いと思います。

厚生労働省の推進で、ここ20～30年、ずいぶん健康教育が国民に行きわたってきました。古くは結核や赤痢といった感染症、その後は心臓病や脳卒中などで、最近ではとくに「メタボリック・シンドローム」の判定基準とその予防について、大々的に発表されました。

これらは非常に重要なことですが、じつはそのうち「栄養学」に関しては、30年前と比べて新しい発見や成果が出てきているにもかかわらず、ほとんど変わっていません。このため、良かれと思ってしたことがかえって裏目に出て、健康状態が悪くなってしまう人も少なくないのです。

詳細は第1章で述べましたが、この章ではその理論にもとづいて、外食も多く採り入れざるを得ない現代人が、どのようにすれば有効に栄養を摂取できるのか、そのコツを述べていきたいと思います。

1.「タンパク質を十分摂る」という、最も重要なポイントを常に念頭に置く

●コンビニで選ぶと良いもの

ゆで卵、温泉卵。

→ゆで卵はそのままスナック代わりに。

温泉卵は他のおかずやご飯、麺類、スープに付け加えることで栄養価をアップ。

チーズ

ミックスナッツなどナッツ類（砂糖不使用のもの）

牛乳、砂糖不使用ヨーグルト

→500g入りだけでなく、最近は、1人前のカップ入りも販売されています。

豆乳

冷奴セット

↓ショウガやきざみネギなどが添えられているセット

豆腐そうめん風

↓しょうゆだし味、ごまだれ味

卵豆腐そうめん風

おでん

↓卵、がんもどき、焼き豆腐、厚揚げ、つくね、つみれなど。

ちくわやはんぺん、さつま揚げなどの練り物はつなぎにかなりでんぷんが使われているため、あまりお勧めできません。同じ理由で、魚肉ソーセージも控えめに。

2.「いかに精製糖質を控えるか」を意識する

コンビニでは白米、白いパン、白い麺類（うどん、ラーメン、そうめんなど）しかないので、これらを食べざるを得ない場合には、タンパク質や野菜、海草のおかずを必ず添え、おかずから食べ始めるようにしましょう。

カップめんでは春雨スープが比較的低カロリーです。また、ナチュラル志向のコンビニには、食物繊維が多く含まれる「サイリウム麺」のカップめんもあります。

それらに、前述の温泉卵を落として食べると栄養価が上がり、コクも出てより美味しくなる上、腹持ちも良くなります。

また、家庭で玄米を炊くのは、その習慣がなかった人には何だか面倒に思われるでしょうから、市販のものから始めるのが手軽だと思います。ナチュラル志向のコンビニや一部の100円ショップでは、100％玄米のレトルトパックご飯を販売しています。

3．食物繊維を摂る

野菜やきのこ類、海草といった低カロリーの植物を意識して多く摂りましょう。これは後述の便秘対策も兼ねます。

また、次に述べるように、これらを食事の時に食べるタイミングも大事です。

4．糖の吸収速度を抑えるための食べ方のコツ

女性ならほとんどの人が、一度はダイエットに興味を持ち、「太りにくい食べ方」といった情報を調べたことがあると思います。極端なカロリー制限や、一種類の食物のみを食

べるような極度に偏った方法は論外ですが、なかにはとても有用な情報もあります。

栄養療法での食事の食べ方に関する指導でも、「あっ、このやり方聞いたことがある」と思われる方もいるかもしれません。

それは、以下の通りです。

①食べる順番を意識する

栄養療法の治療は、当人にとって必要な栄養素を十分に摂ること、それによって血糖調節障害を治していくことです。

したがって、血糖値をなるべく急上昇させないような食べ方を実行する必要があります。

そのために注意したほうがいい点は、次のとおりです。

・GI値（巻末資料参照）の低いもの、例えば野菜や海草の料理から食べる
・スープや汁物を先に食べる
・次にタンパク質を食べる
・後半になってからご飯（パン、麺類）を控えめに食べる

②ゆっくり噛んで食べる

こうしたことを意識するのが有効です。

コース料理などで、スープを選べる場合は、ポタージュではなくコンソメ系を選ぶのも有効です。ポタージュにはとろみやコクを出すためにバターや生クリーム、小麦粉を使用しているので、コンソメよりもカロリーが高い上に、小麦粉は血糖値を急上昇させやすいからです。

ご飯ものの場合は、白米そのものよりも、混ぜご飯や炊き込みご飯、酢めしの方が、血糖の上がり具合が緩やかになります。

5. カロリーについて

栄養療法に来られる患者さんへのアドバイスでは、「十分な種類と量の栄養素を摂ること」を最優先にしており、カロリー制限はどちらかというと二次的になります。

これは多くの患者さんが栄養欠乏による症状をきたしているからで、カロリーを気にしすぎると正しい食事習慣が身につかず、病気が治らないからです。

「高タンパク質・低糖質」の食事を実行していると、適度に筋肉量が増えてきます。このため、一時的に多少体重が増える時期がみられることもありますが、筋肉量が増えれば、それに伴なって基礎代謝率も上がり、カロリー消費量も増えるため、自然に体重が落ちて健康的にダイエットできます。体脂肪率も減り、体型も絞られてきます。

栄養状態が改善されるに連れて、心身のエネルギー状態も上がります。そうなると、外出や運動などの活動量も増えるため、自然と消費カロリーが増えて、無理なく健康的にやせられることが多いのです。

とはいえ、最初の体重がかなりオーバーしていて（「メタボ」レベルにあるなど）、明らかに摂取カロリーを制限した方が良い場合には、やはり食べ物の選び方や食べ方に、より注意する必要があります。

この場合は、以下の点も念頭に置いてください。

・揚げ物（てんぷら、フライ、トンカツ、から揚げ、コロッケ、ドーナッツなど）は避ける。どうしても揚げ物を食べなくてはならない場合は、衣をはがして食べる
・鶏肉は皮を外し、その他の肉も脂身を除けて食べる
・ドレッシングやたれはなるべくノンオイルのものを使う

ファーストフード系の食べ物は、たとえメニュー名がタンパク質主体のように見えても、その実は脂質と糖質ばかり……ということが多いので（例えばファーストフードのハンバーガーや牛丼には相当の脂身が入っています）、よほど気をつけてメニューを選ばないと、

たちまちカロリーオーバーになってしまいます。また、そういった食品には、心臓病などの危険性を高める「トランス脂肪酸」が大量に含まれているものも多いので要注意です（トランス脂肪酸については、90ページで詳しく述べています）。

6．運動の意味を再確認しましょう

よく、「運動しても、労力の割には消費カロリーは微々たるもので、間食一回分の方がカロリーが多い。だから運動するよりも食事のカロリーを減らす方が効率的」という人がいますが、運動の目的はカロリー消費がメインではありません。

確かに運動選手や重労働を日常的に行なうような人以外は、運動ではたいしたカロリー消費はできませんが、歩行など軽い運動を日常生活に採り入れると、以下の大きなメリットがあるのです。

1．血糖調節障害を緩和し、低血糖に伴なう種々の不快な症状（例えば動悸、吐き気、めまい、頭痛、脱力感、眠気など）を軽減する

2．筋肉量が増えて基礎代謝量がアップするため、余分な脂肪が減り、健康的なダイエットとなる

こうしたメリットを最大限に引き出すためのコツは、食後すぐにウォーキングやストレッチなどの軽い筋肉運動をすることです。

7. その他の注意点

① 果物の食べ方

よくある誤解の一つが、「果物は健康に良いので、どんどん食べて良い、むしろ食べるべきだ」という考え方です。

確かに、精製された糖たっぷりのお菓子よりも一般的にはカロリーが低めで食物繊維やビタミン、ミネラルが含まれますが、果物の甘味の成分である果糖も、決して無害ではありませんし、血糖を乱すブドウ糖やショ糖（砂糖）も含んでいます。

実際、重度の血糖調節障害のある患者さんのなかには、デザートで出たりんご一切れ食べただけで反応性の低血糖を起こし、震えや寒気、不安感を起こす人もいるほどです。

果糖そのものも、見かけは血糖値を急変動させにくいのですが、脂肪として身体に付きやすく、肥満になりやすいことがわかってきています。このため栄養療法では、嗜好品として少量食べるのは可、という位置づけになっています。

また、夕方や夜に果糖を摂るとなおさら脂肪になりやすいので、食べるとしたら午後2〜3時くらいまでが望ましいとされています。毎日食べる場合は、朝食時にプレーンヨーグルトに混ぜて食べるのがベストです。

果物の種類としては、とくに糖度の高いもの（ぶどう、梨、りんご、メロン、桃、パイナップル、バナナなど）は量を控えてください。グレープフルーツ、はっさく、甘夏など甘味が少なめのかんきつ類は比較的安心です。ドライフルーツは、生のものより糖分が濃縮されているので、できるだけ避けます。果物は、決して野菜の代わりにはなりません。

②アルコールについて

「酒は百薬の長」などともいわれますが、栄養療法の観点からは、やはり避けた方が良い代表的なものです。

アルコールは糖の正常な代謝を妨害して低血糖を起こしやすくし、またビタミンB群を消耗します。

さらにカルシウム、マグネシウムといった非常に重要なミネラルが、飲酒時には多量に尿中に排泄されてしまいます。その上、胃粘膜を刺激して炎症を起こし、栄養吸収力を低下させ、貧血を発症させやすくなります。アルコールの代謝過程では多量の活性酸素が発生し、体内の細胞を傷つけます。

不安や憂うつ、不眠に対して飲酒をする人は多いですが、アルコールは寝つきはよくしても眠りが浅くて途中で覚醒しやすく、眠りの質を低下させます。そして酔いが醒めた後はかえって気分の落ち込みがひどくなりがちです。

このようにアルコールは多面的に栄養障害を促進し、心身の機能を低下させてしまうのです。

③タバコについて

喫煙すると血管が収縮するため、脳梗塞や心筋梗塞などの危険度が高まります。

タバコも代表的な活性酸素発生源であり、ビタミンCを消費してしまうなど、健康を損なう多くの作用がありますので、喫煙しないことをお勧めします。

④カフェインについて

心身の緊張を引き起こす交感神経（自律神経の一つ）を刺激するため、動悸やイライラ、不安感を感じやすくなります。

カフェインには依存性があり、多量に飲む習慣があると、常に飲んでいないと不安定になり、ますます量が増えていきます。コーヒーは一日一杯程度までにしましょう。

緑茶は健康に良いといわれますが、コーヒーほどではないにしろ、やはりカフェインが含まれるので飲みすぎは控えましょう。

⑤トランス脂肪酸について

トランス脂肪酸とは、主として液体状の植物性油脂に水素を添加して固体化した人工油脂で、代表的なものとしてはショートニングやマーガリンがあげられます。

トランス脂肪酸を使うと、作ってから時間が経っても揚げ物や焼き物がサクサクしていたり、クリーム系のなめらかな食感を作り出し、賞味期限を延長できること、大量に安く生産できることから、ここ20年以上にわたり多用されてきました。

マーガリンについてはとくに、「植物油脂由来でヘルシー」という謳い文句でバターより健康に良いというイメージを打ち出してきたため、一般家庭でもバターを減らしてマーガリンを積極的に使う人が増えました。

しかし現在では、トランス脂肪酸を大量に常用すると善玉コレステロールが減って悪玉コレステロールが増え、心臓病のリスクが高まることが判明してきました。

このため欧米では、食品中の含有率の表示を義務づけたり、その上限量を規制し始めています。例えばアメリカでは、２００６年から加工食品中のトランス脂肪酸の含有量表示を義務づけました。デンマークでは２００４年から、天然由来（牛乳など）を除くすべての食品で含有率を２％までに規制しています。ＷＨＯ（世界保健機関）などの専門家らも、一日あたりの総エネルギー摂取量の1%未満を勧めています。

この2、3年で、日本でもトランス脂肪酸の害が一般にも知られるようになり、徐々にトランス脂肪酸を避けようという人も増えてきましたが、いまだにマーガリンの方が健康的だと思っている人がいたり、バターの価格の高騰でマーガリンを使わざるを得ない人もいるようです。

それならば、トランス脂肪酸含有量が少ないものを選べるように情報を収集しましょう。サイト「食品と暮らしの安全」(http://tabemono.info)には、メーカーごとのマーガリン等のトランス脂肪酸含有量を独自に調査した結果が掲載されています。

トランス脂肪酸はマーガリンだけでなく、外食や加工食品のなかにも幅広く含まれているため、以下の点に気をつけることで、その摂取量を減らすことができます(同サイトにも掲載)。

・原材料のなかに「マーガリン」「ショートニング」とあるものはできるだけ避ける

市販のパン、クッキー、ケーキの大半はこれらを含んでいるので、可能な限り、油脂をバターのみにしているものを選ぶようにしてください。

・**市販品や外食での揚げ物は避ける**

ファーストフード店のハンバーガー、フライドチキン、フライドポテトなどはトランス脂肪酸を大量に使用していることが多いからです。

・**植物性のコーヒークリームは飲み物に入れない**

以下、コンビニやレストランでの外食など、外でのメニューの選び方を改めてまとめておきましたので、参考にしてください。

◆コンビニエンス・ストアでのおすすめフード

多種類の野菜を使用しているサラダ

シーチキン、鶏肉、卵など、タンパク質も入っているものがおすすめ。入っていない場合は、別にゆで卵やチーズなどを買います。あるコンビニには、「豆腐ハンバーグ乗せグリーンサラダ、かんきつ系風味のドレッシングつき」というのがありました。

冷奴セット

卵豆腐

豆腐そうめん風

卵豆腐そうめん風

海鮮太巻き鮨

ご飯の量が少なく、具が多い方が好ましい。かんぴょうやでんぶなど甘い具が多いものは避けましょう。

干した魚介類のおつまみ

砂糖不使用のもの。焼きししゃも、平貝や帆立貝の貝柱など

ゆで卵、温泉卵

ほっけ焼き

焼き鳥

パック入りの他、レジ脇のホットスナックコーナーに置いてあるものも含む。

チーズ

ミックスナッツ

無糖のもの

むき枝豆

食べきりサイズの袋入りのものが、おつまみコーナーにあります

豆サラダ

カップ無糖ヨーグルト

１００％玄米のレトルトご飯

ナチュラル志向のコンビニや一部の１００円ショップで販売しています。

カップめん

寒天麺のカップめん、サイリウム麺のカップめん、しらたき麺のスープ（いずれもナチュラル志向のコンビニにあります）、カップ春雨スープ。これらにゆで卵や温泉卵を落として食べると味も栄養価もアップします。

おでん

ゆで卵、厚揚げ、大根、こんにゃく、糸こんにゃく、フランクフルト、タコなど。ちくわやはんぺん、さつま揚げなど魚肉の練り製品はつなぎにでんぷんを使用しているのであまり食べないようにしましょう。

キシリトールガム

甘味に砂糖などが含まれていないことを確認してから買いましょう。

ハーブティーバッグ

カモミール、ローズヒップ等、ナチュラル志向のコンビニで販売しています。麦茶、そば茶など、ノンカフェインで無糖のものを選びましょう。

逆に、以下のものは「一見ヘルシー、その実、害が多い」ものなので、つい手にしてしまわないよう、気をつけましょう（なぜ良くないかは、第5章のQ＆Aを参照してください）。

・スポーツドリンク、アミノ酸ドリンク
・「食事代わりに簡単栄養補給！」をうたうゼリー飲料
・100％野菜ジュース、100％果物ジュース

◆ファーストフードショップでのメニュー選びのヒント

ハンバーガーショップやフライドチキンの店は、（トランス脂肪酸を含めて）多量の油脂を含むことからあまりお勧めできませんが、食べるとしたら、

・パンやパイなど炭水化物の量は少なく
・フライドポテトは避ける
・甘味は食べない
・甘いドリンク（シェイク、ジュース、炭酸飲料など）は飲まない
・サラダはドレッシングをひかえる

ということを意識してください。

例えば、カフェでは「ハムや卵などのタンパク質をはさんだサンドイッチ＋カフェオレ（無糖）」などを注文し、回転寿司店では、刺身や焼き魚などタンパク質や、サラダなども選べるところなら、そうしたものを中心に食べるようにしましょう。そば、うどん店では、卵をはじめタンパク質入りのものにするか、別添えで卵焼きやゆで卵などをつけましょう。ただし、卵焼きでとても甘い味付けのものがありますので、その場合はあまり食べない方が良いでしょう。

◆ファミリーレストラン、居酒屋などでのメニュー選びのヒント

一番の着目点は「タンパク質を十分量摂れるか？」ということです。このため、選ぶと

良いメニューの例は、以下のものになります。

・ステーキ、チキンソテー、ポークソテーなど、肉がメインの料理
・魚の塩焼き、刺身など（煮魚、揚げ物は避ける）
・オムレツ、卵焼き、スクランブルエッグなど卵料理
・卵や肉を含む、具だくさんの野菜炒め
・麺類やご飯ものを食べる場合は、卵などタンパク質のおかずをつける
・野菜サラダは卵やシーチキンなど、タンパク質も入ったものを選ぶ
・ご飯、麺など炭水化物は三分の一から二分の一程度を残す
・肉は赤身中心で、脂身の少ないものを選ぶ
・揚げ物（フライ、てんぷら、フリッターなど）を避ける
・鶏肉は皮を除いてから食べる
・すき焼き、魚の煮付けなど、和風の煮物は、その多くに砂糖がかなり使用されているため、メニューの中心にならないようにする
・同じ理由で、焼き鳥はタレでなく塩で、焼肉やしゃぶしゃぶは甘辛だれでなくポン酢など甘味の少ない味付けで食べるようにする

以下はいくつかのファミレスや居酒屋メニューから見つけた、比較的お勧めのメニュー例です。

・うなぎとチーズのだし巻き卵、大根おろし添え
・えびとアボカド、チーズの生湯葉巻き（生春巻きは主に米粉で作られますが、これは湯葉を使っているので良い）
・焼き豚と水菜のサラダ
・づけマグロをたっぷりの大根おろしに乗せ、ポン酢ときざみねぎを合わせたもの
・イクラとサーモンの石焼ご飯（ご飯は三分の一から二分の一残しましょう）
・スパゲティミートソース（麺は三分の一程度残し、お浸しなど油を使わない野菜ものを添えられればなお良い）
・ホウレン草とベーコンのバター炒め
・シェフのサラダ（野菜の他にゆで卵、ゆで海老、アボカド、チーズの角切り、シーチキンが入っている）
・いわしハンバーグ定食（通常のハンバーグも、ファーストフード店よりは品質が良いと思われます）

★食事記録ノート

ここで、自分が普段食べているもの（食事、間食、夜食、飲み物などすべて）を1週間つけてみましょう（量、時間も）。その後、栄養療法を意識した食生活を始め、同じように記録を2週間ほど続けます。

このとき、

・ご飯は一食につき、茶碗に軽く一杯以内
・タンパク質のおかずは一食につき100g以上
・野菜、海草も一食につき100g以上

にできると理想的ですが、かなり工夫しないとなかなかこの量にできないことが、すぐに実感できると思います。それだけ、日本人の食生活は糖質（炭水化物）中心になってしまっているのです。

このことに気づき、少しでも理想に近づける方向で食習慣を変えていくことが、心身の栄養状態改善に必要なのです。

７月 １日（水） 例

朝食
（7：00）

・トースト（6枚切り食パン1枚）、スライスチーズを1枚乗せたもの
・ミルクティー（砂糖なし）マグカップ1杯
・グレープフルーツ2分の1個／ゆで卵1個

昼食
（12：30）

・アジの塩焼き定食（ご飯は半分残す）
・無調整豆乳　1本（200ml）

間食
（15：45）

・ベビーチーズ1個
・ミックスナッツ（アーモンド、ピーナッツ、カシューナッツ）
合わせて10粒程度
・緑茶1杯

夕食
（19：00）

・豚肉しょうが焼き弁当（スーパーの惣菜。ご飯は半分残して冷凍保存）
・冷奴セット（コンビニの惣菜）
・小松菜のお浸し（コンビニの惣菜。半分残して明日の夕食に食べる）
・プチトマト4個

夜食
（21：30）

・カップ入り無糖ヨーグルト1個

飲み物

・麦茶1杯
・コーヒー、緑茶（会社で1杯ずつ）

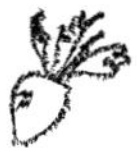

月　日（　）

朝食
（　：　）

昼食
（　：　）

間食
（　：　）

夕食
（　：　）

夜食
（　：　）

飲み物

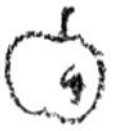

〔1週目〕

月　　日（　　）

朝食
（　：　）

昼食
（　：　）

間食
（　：　）

夕食
（　：　）

夜食
（　：　）

飲み物

月　　日（　　）

朝食
（　：　）

昼食
（　：　）

間食
（　：　）

夕食
（　：　）

夜食
（　：　）

飲み物

月　日(　)

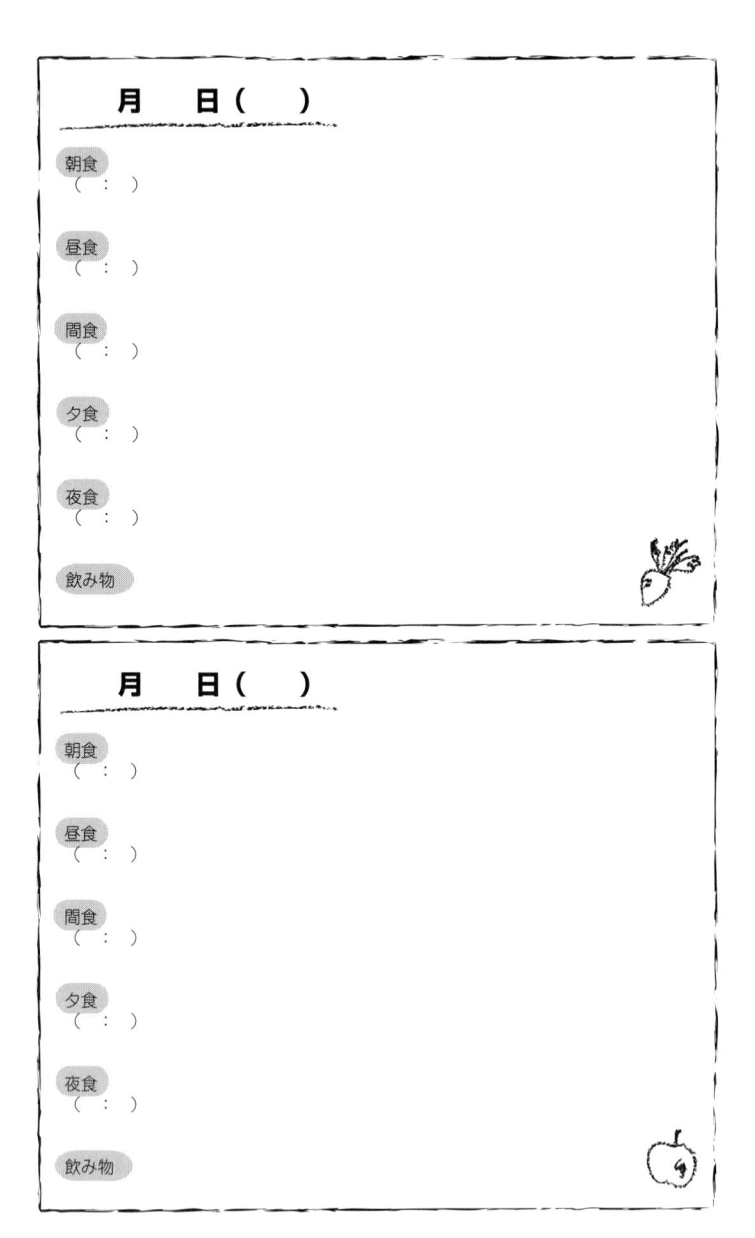

朝食
(　:　)

昼食
(　:　)

間食
(　:　)

夕食
(　:　)

夜食
(　:　)

飲み物

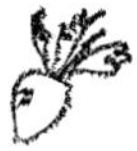

月　日(　)

朝食
(　:　)

昼食
(　:　)

間食
(　:　)

夕食
(　:　)

夜食
(　:　)

飲み物

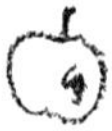

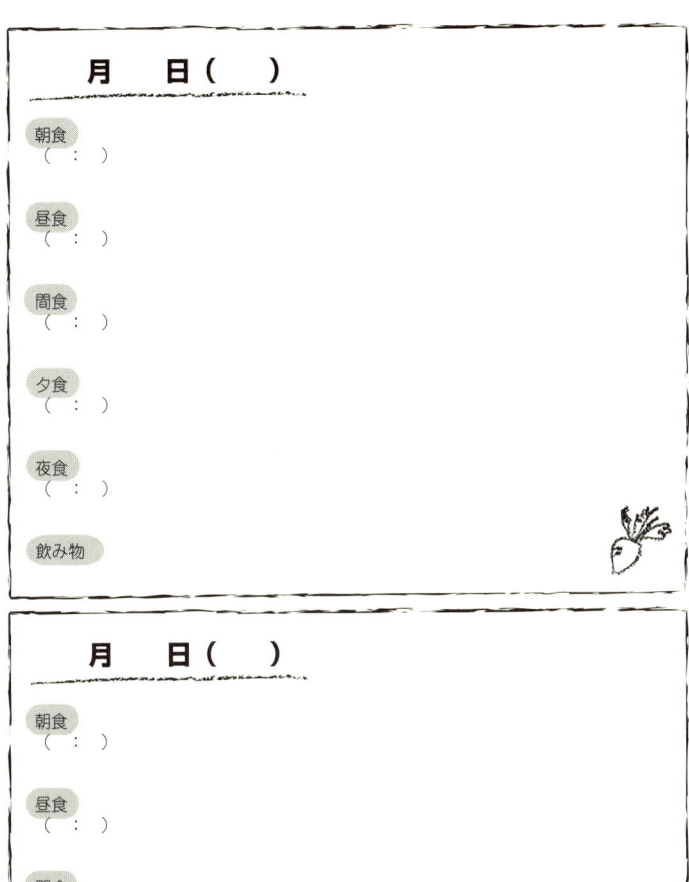

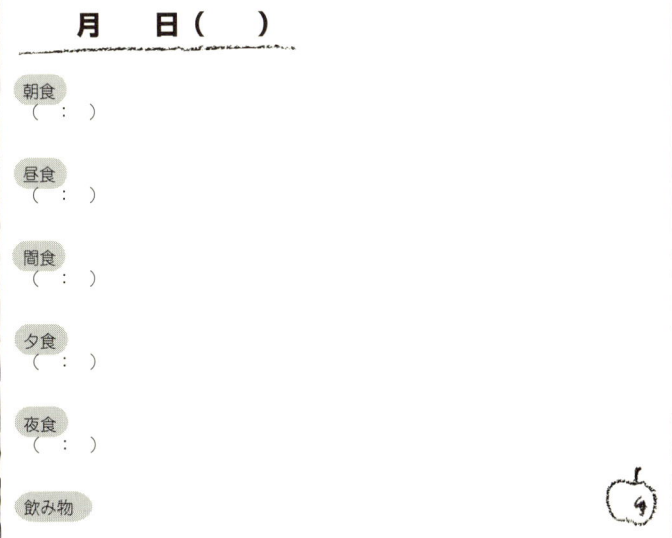

月　　日（　　）

朝食
（　：　）

昼食
（　：　）

間食
（　：　）

夕食
（　：　）

夜食
（　：　）

飲み物

月　　日（　　）

朝食
（　：　）

昼食
（　：　）

間食
（　：　）

夕食
（　：　）

夜食
（　：　）

飲み物

月　　日（　　）

朝食
（　：　）

昼食
（　：　）

間食
（　：　）

夕食
（　：　）

夜食
（　：　）

飲み物

月　　日（　　）

朝食
（　：　）

昼食
（　：　）

間食
（　：　）

夕食
（　：　）

夜食
（　：　）

飲み物

月　　日（　　）

朝食
（　:　）

昼食
（　:　）

間食
（　:　）

夕食
（　:　）

夜食
（　:　）

飲み物

月　　日（　　）

朝食
（　:　）

昼食
（　:　）

間食
（　:　）

夕食
（　:　）

夜食
（　:　）

飲み物

月　　日（　　）

朝食
（　：　）

昼食
（　：　）

間食
（　：　）

夕食
（　：　）

夜食
（　：　）

飲み物

月　　日（　　）

朝食
（　：　）

昼食
（　：　）

間食
（　：　）

夕食
（　：　）

夜食
（　：　）

飲み物

月　日（　）

朝食
（　:　）

昼食
（　:　）

間食
（　:　）

夕食
（　:　）

夜食
（　:　）

飲み物

月　日（　）

朝食
（　:　）

昼食
（　:　）

間食
（　:　）

夕食
（　:　）

夜食
（　:　）

飲み物

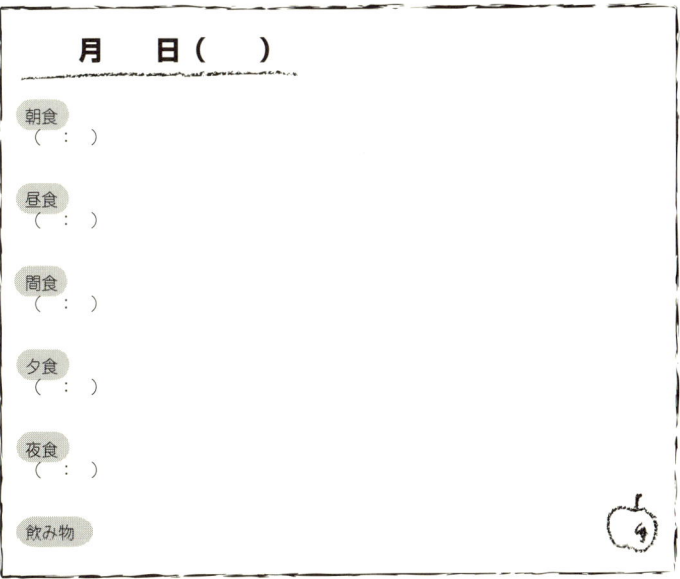

月　日（　）

朝食
（　：　）

昼食
（　：　）

間食
（　：　）

夕食
（　：　）

夜食
（　：　）

飲み物

月　日（　）

朝食
（　：　）

昼食
（　：　）

間食
（　：　）

夕食
（　：　）

夜食
（　：　）

飲み物

月　　日（　　）

朝食
（　：　）

昼食
（　：　）

間食
（　：　）

夕食
（　：　）

夜食
（　：　）

飲み物

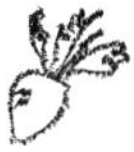

月　　日（　　）

朝食
（　：　）

昼食
（　：　）

間食
（　：　）

夕食
（　：　）

夜食
（　：　）

飲み物

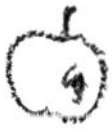

月　　日（　　）

朝食
（　：　）

昼食
（　：　）

間食
（　：　）

夕食
（　：　）

夜食
（　：　）

飲み物

月　　日（　　）

朝食
（　：　）

昼食
（　：　）

間食
（　：　）

夕食
（　：　）

夜食
（　：　）

飲み物

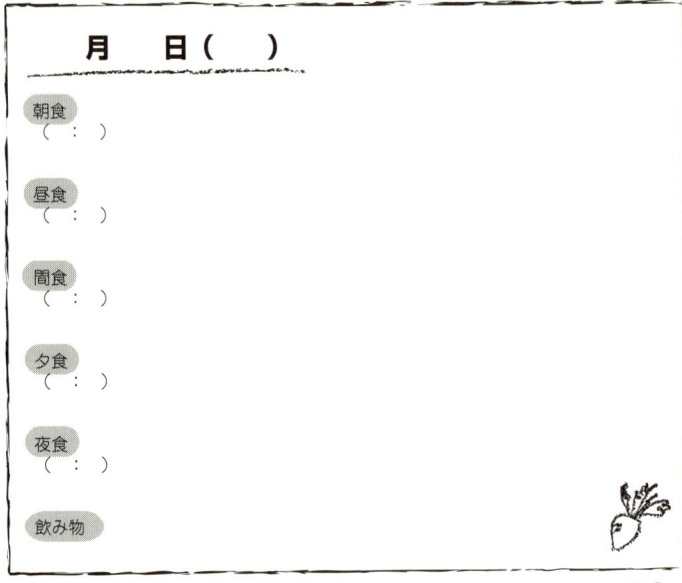

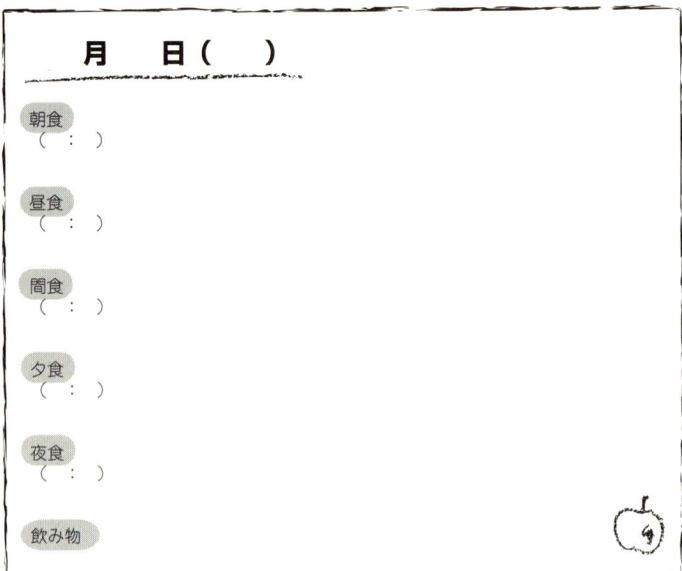

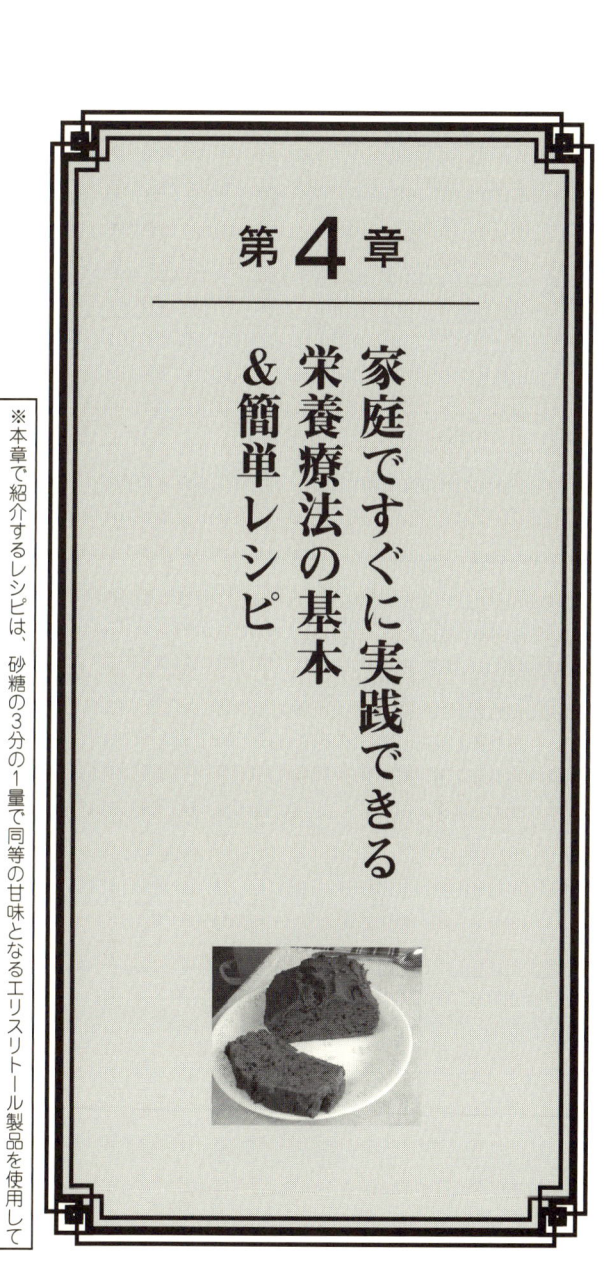

第4章

家庭ですぐに実践できる栄養療法の基本＆簡単レシピ

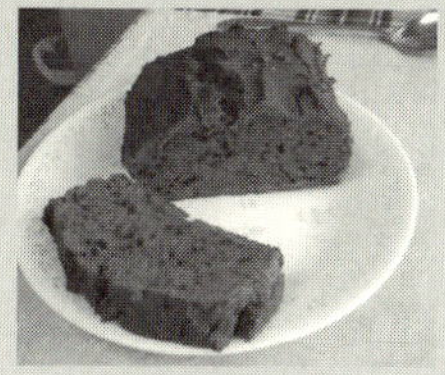

※本章で紹介するレシピは、砂糖の3分の1量で同等の甘味となるエリスリトール製品を使用しています。製品によって必要量が異なるので、各製品の説明書で必要量を確認し使用してください。

以下、主食や主菜・副菜、一皿料理、スイーツなどのグループごとに、家庭で気軽に実践できる栄養療法のコツを紹介します。

主食について

玄米ご飯

栄養療法において、主食はできれば玄米がのぞましいといえます。

玄米ご飯は「炊くのが面倒そう、硬くて食べにくそう」と思われがちですが、ポイントさえ押さえれば、ふっくらと柔らかく美味しいものです。お米本来の深い味わいが感じられるので、玄米ご飯を食べるようになるといわゆる「銀シャリ」はあっさりしすぎて物足りなく感じるようになるほどです。私個人の経験からいうと、ご飯自体に存在感があるため、コテコテの濃い味付けのものより味噌汁や焼き魚など、素材の風味を大切にしたおかずがそれまで以上に美味しく感じられるようになりました。

玄米ご飯の炊き方は、電気炊飯器、圧力鍋、土鍋などいくつか方法があります。

最も手軽なのは炊飯器。注意点は、玄米は吸水に時間がかかるので、玄米を水に浸して一晩（6時間以上、できれば12時間以上）置く必要があること。また圧力鍋で炊いた場合に比べて、パラパラした食感になります。

圧力鍋の場合は、浸水時間が1時間以上あれば良く、炊く時間も短くて済む上、ご飯がもっちりと柔らかくてとくに美味しいです（硬めが好みの場合は、水を少なめにすればOK）。ちなみに、我が家で使っている圧力鍋は、玄米3合なら炊き時間は23分。普通にスーパーで売っていたものです。圧力鍋が一つあれば、骨付きの塊肉も、乾燥豆も短時間でやわらかくふっくらと炊けるので、非常に重宝しています。

なお、残ったご飯は炊きたてを小分けにして、冷凍保存しておくと次回から一回分ずつ簡単に食事に使えます。

ご飯を一食分ずつ分け（普段使う茶碗に盛るとわかりやすい）、それをラップに移して包み、さらに密閉容器か密閉袋に入れて密封します。このとき、ご飯をやや平たいかたちに整えると素早く均等に冷凍できます。

食べる時には電子レンジで2、3分加熱するか、蒸し器で十分温まるまで蒸します。

おかゆ

雑炊やリゾット、ピラフ、炊き込みご飯、混ぜご飯、散らし鮨や巻き鮨など、白米ででできるものはほとんど玄米でも美味しくできます。

ただ、栄養療法をしている患者さんやその家族から「先日、風邪を引いてお腹を壊した。

食欲も今ひとつだが、何か少しでも食べたいという時、何を食べたら良いでしょうか？普通ならあっさりしたおかゆを食べるところでしょうが、糖質主体のものは良くないと指導されているので……」と聞かれました。

これもちょっとした工夫で対応できることなので、ポイントを書いておきます。ご飯主体ではなく、消化が良いながらも低糖質・高タンパク質を実現するためには、だしあるいはコンソメ味をベースにしたスープに、豆腐を入れましょう。とくに、絹ごし豆腐を1センチ角に切ったり、崩したりして入れると食べやすいですし、仕上げに溶き卵を回し入れて、かき玉汁を兼ねたかたちにすると栄養価もアップします。

さらに、好みにより粉チーズを散らしたりパセリを加えても風味が増します。また、タンパク質のバリエーションとしては、ツナ缶（とくにノンオイルのもの）や鶏ささみ肉の缶詰などを利用するのも良いです。他に、きざみネギ、ミョウガ、いりゴマ、梅干し、三つ葉などの香味野菜などを加えることで食欲が刺激されて食べやすくなります。

主菜・副菜について

主菜や副菜には、動物性、植物性のタンパク質を毎食摂り入れましょう。その際、例えば単に「肉野菜炒めの具の一つとして」というレベルでなく、しっかり主役級のタンパク質のおかずを中心に据えます。一日に必要なタンパク質の量は、通常思われているよりもはるかに多い量です。「私はタンパク質を結構食べています」という患者さんの話を詳しく聞くと、実際にはかなり不足している場合がほとんどです。

必要量の目安は第1章に述べてありますので参照してください。

煮豆

日本では煮豆といえば砂糖を入れた甘いものがほとんどなので、本書のレシピでは使えません。食塩のみを使っている外国産の煮豆缶や、「サラダ用」として真空パック詰めで売られているものを選んでください（赤インゲン豆、白インゲン豆、ひよこ豆、大豆、黒大豆など）。スーパーやコンビニで売っている冷凍の枝豆も活用したいものの一つです。

ひき肉料理

ひき肉料理では、つなぎとしてのパン粉や小麦粉、片栗粉などの代わりにおからや粉寒天、お麩を砕いたものを使うと良いです。ともにカロリーダウンになり、肉汁を吸って全体を柔らかくジューシーにもしてくれます。寒天はとくに食物繊維が多く、満腹感を感じやすい上に、血糖値上昇を抑える作用があるため、さまざまな料理にプラスすると良いでしょう（『ＮＨＫためしてガッテン　寒天生活』アスコム）。

一皿料理について

毎食、おかずを数種類も用意するのはなかなか大変なものです。ときにはワンディッシュで済ませたいこともあるでしょう。そんな時にもツボさえ押さえれば、かなり栄養の良い食事にすることができます。

麺類を食べるときは、乾麺は通常１００gが一人前ですが、これを半量にし、具を麺と同量以上加えます。麺やご飯に共通していえるのは、具は必ず「タンパク質＋野菜（海草）」をたっぷりと乗せるか混ぜるということです。

また、具を「卵焼き＋お浸し」などのように別に添えても良いでしょう。

ご飯もの

一食につき、ご飯茶碗に軽く一杯以内にします。酢めしや炊き込みご飯、混ぜご飯などにするとＧＩ値が低めになります。いきなりご飯ものから食べず、味噌汁や澄まし汁、野菜・海草、タンパク質の順で食べ始めると、血糖の急上昇を抑えやすくなります。

チャーハン、丼物、雑炊などを食べざるを得ない場合は、前述の食べ方をとくに意識し、自宅で作る場合はご飯と同量以上の具を入れると栄養のバランスがとれます。

お好み焼きなど

大豆粉ベースにし、小麦粉を使う場合もできるだけ全粒粉（玄米粉を混ぜても良い）を使うのが理想的ですが、生地の水加減や風味に慣れるまで、最初は1～2割程度を大豆粉、残りを薄力粉にしても良いでしょう。慣れてきたら大豆粉の割合を50％以上に上げていきます。味付けについては、市販のお好み焼きソースは糖分が多いので、なるべく使わないようにしてください。

韓国の「チヂミ」風に、生地に（水・溶き卵とともに）ニラやネギ、豚肉、魚介類などを入れ、各自食べるときにポン酢・粉唐辛子（またはコチジャン）・ごま油で作ったタレにつけて食べるのがおすすめです。

大豆粉は水を吸ってボテッとしがちなので、パリッと風味良く焼き上げるには生地を薄く伸ばして焼くことと、仕上げに火を強めること、フライパンに敷く油をごま油主体にすることがコツです。

以下、自宅で簡単にできる料理のレシピを紹介します。

簡単レシピ

豚ロース肉の青梗菜《チンゲンサイ》巻き

（材料）２人分

豚ロース肉（薄切り）12 枚
青梗菜　２株
だし汁　1.5 カップ
酒　大さじ２
しょう油　大さじ２
みりん　大さじ１

（作り方）

① 豚肉の脂身を取り除く。青梗菜は塩少々を加えた熱湯でゆで、冷水にとって冷まし、水気を切っておく。
② 青梗菜の葉を２枚並べ、豚ロース肉を２枚ずつ上に敷く。このとき、青梗菜は互い違いに２枚を並べると巻きやすい。
③ 豚肉を青梗菜で巻き込み、巻き終わりの部分をつま楊枝でとめる。
④ だし汁を煮立て、③を入れ、酒・しょう油・みりんで味付けし、弱火で 10 分ほど煮込む。

簡単レシピ

五色納豆

（材料）２人分

納豆　100ｇ（小２パック）
ゆで枝豆　50ｇ
まぐろ（刺身用）　100ｇ
オクラ　３本
長芋　70ｇ
海苔　少々
めんつゆ（市販）　適量

（作り方）

① まぐろは１センチ角に切る。オクラは塩少々でこすり、熱湯でさっとゆで、冷水にとって冷まし、水気を切って小口切りにする。長芋はすりおろし、海苔は手でちぎっておく。枝豆は熱湯で塩ゆでし、さやから取り出しておく。
② 具を器に盛りつけ、ほどよく薄めためんつゆをかけまわし、上から海苔をふる。好みでかつお節や煎りゴマをトッピングしても良い。

★なお、卵黄（１人１個）を加えると、とろみとコクがアップして栄養価も増します。その場合はめんつゆを少し増やし、味を調えてください。

簡単レシピ

肉入りグリーンサラダ

（材料）２人分

キャベツ（千切り）　120ｇ
ミニキャロット　６本
プチトマト　６個
キュウリ　１／２本
ピーマン　１／２個
セロリ　20ｇ
豚ロース肉（とんかつ用）　120ｇ
オリーブ油・塩・コショウ　少々
市販のノンオイルドレッシング　適宜

（作り方）

① 豚ロース肉を６等分にそぎ切りにし、塩・コショウをふり、オリーブ油をしいたフライパンで色よく焼く。
② 野菜は食べやすい大きさに切って器に盛り、焼いた豚肉をのせ、好みのドレッシングをまわしかける。

簡単レシピ

きすのピカタ

（材料）２人分

きす（開いたもの）　小６尾
溶き卵　１／２個分
小麦粉　少々
塩　少々
オリーブ油　少々

（作り方）

① きすに塩少々をふり、粉（普通は小麦粉だが、できれば大豆粉が望ましい）をまぶし、余分な粉を落とす。
② フライパンでオリーブ油を熱し、魚を溶き卵にくぐらせて焼く。しょう油をお好みでかけると、より美味しくなる。

簡単レシピ

ニンジンとツナの卵とじ

（材料）２人分

ニンジン　150ｇ（１本）
ツナ（ノンオイル）　１缶（80ｇ）
卵　１個
酒　大さじ１
しょう油　小さじ１／２
みりん　大さじ１
顆粒だし　小さじ１／２

（作り方）

① ニンジンを千切りにする。
② フライパンにサラダ油を熱し、ニンジンとツナを炒め、酒・しょう油・みりん・顆粒だしで味付けする。
③ 溶き卵を加えて混ぜ、卵がふわふわになる程度まで火を通す。

簡単レシピ

粉寒天とお麩入りハンバーグ

（材料）２人分

合いびき肉（牛・豚） 200ｇ
タマネギ　１／２個（みじん切りにする）
麩（砕いたもの） １／４カップ
豆乳　大さじ2.5
溶き卵　１／２個分
粉寒天　１ｇ
ナツメグ・塩・コショウ・しょう油・オリーブ油　少々
Ａ　ウスターソース　大さじ２
　　トマトケチャップ　大さじ２
　　赤ワイン（なければ酒） 大さじ２

（作り方）

① 材料をすべて加え、粘りが出るまでよく混ぜ、小判型にまとめて、中央を少しへこませておく。タマネギはあらかじめ炒め、粗熱を取っておいたものを使うとよりおいしくなる。
② フライパンにオリーブ油をひき、① を入れてなかまで火が通るように中火で両面をじっくり焼く。
③ これをフライパンから取り出した後にＡを入れ一度煮立て、皿に盛りつけたハンバーグにかける。

簡単
レシピ

おから入りロール白菜

（材料）２人分

白菜の葉　４枚
水　３カップ
固形コンソメスープ　１個
カットトマト（缶詰）200ｇ
Ａ　合いびき肉（牛・豚）160ｇ
　　タマネギ　１／２個（みじん切りにする）
　　おから　40ｇ
　　豆乳　大さじ2.5
　　溶き卵　１／２個分
　　ナツメグ・塩・コショウ・しょう油　少々

（作り方）

① 白菜の葉は外側から１枚ずつはがし、塩少々を入れた熱湯でさっとゆで、水気を切り冷ましておく。このとき、葉の堅い軸の部分は包丁でそぎ落とす。
② Ａをすべて練り混ぜ、具を２等分し、それぞれ俵型に整形する。
③ ② を白菜の葉１枚で包み込み、さらにもう１枚で具がはみ出さないように包み込む。巻き終わりの部分をつま楊枝でとめる。
④ 水を沸騰させ、固形コンソメスープ、カットトマト、塩、コショウ、③ を加え20分ほど弱火で煮込む。

★白菜の代わりにキャベツでも美味しく作れます。

簡単
レシピ

野菜の豆乳ポタージュ

（材料）４人分

豆乳　３カップ
水　１カップ
タマネギ　１／４個
固形コンソメスープ　１個
塩・コショウ　少々
（以下は１種類使用の場合の分量）
・ゴボウ……大１／２本
・ニンジン……中１／２本
・ブロッコリー……１／２個
・トマト（水煮カット缶詰）……１／２缶
・カボチャ……１／８個

（作り方）

① タマネギは粗みじん切りにする。具材の野菜も粗みじん切りにする。
② ①をオリーブ油をしいた鍋で炒め、水を加えて煮立たせ、さらに固形コンソメスープを加え、材料がやわらかくなるまで煮る。
③ ② を火から下ろし、粗熱が取れたら、具をミキサーにかける。
④ 鍋に③を戻し、豆乳を加え、かき混ぜながら沸騰直前までゆっくりと温め、塩・コショウで味付けする。このとき、火が強すぎたり急に加熱したりすると、豆乳が分離し、滑らかさがなくなるので要注意です。

★複数の具材をブレンドすると、より味わい深くなります（野菜の全体量が増えすぎないように要調整）。

簡単レシピ

豆乳のキッシュ風グラタン

（材料）２人分

木綿豆腐　１／２丁（150ｇ）
ホウレンソウ　１／２束
タマネギ　１／４個
鶏ささみ肉　80ｇ
ピザ用チーズ　50ｇ
卵　２個
豆乳　３／４カップ
塩・コショウ　各適宜
オリーブ油　大さじ１

（作り方）

① 豆腐は厚さが半分になるまで水切りしてから、６等分に切る。タマネギは薄切りにする。
② 卵を溶き、豆乳、塩・コショウ少々を入れて混ぜる。ホウレンソウは塩少々を入れた熱湯でゆで、冷水にとって冷まし、水気を絞り、長さ３㎝程度に切る。鶏ささみ肉は薄く削ぎ切りにする。
③ フライパンにオリーブ油を入れ、豆腐を焼き色がつくまで焼いて取り出す。
④ フライパンでオリーブ油を熱し、タマネギをしんなりするまで炒める。鶏ささみ肉とホウレンソウを加え、塩・コショウ少々で味付けする。豆腐を戻して混ぜる。
⑤ 耐熱の器に④を入れ、卵液を注いでチーズを散らし、オーブントースターで薄く焦げ目がつくまで15分ほど焼く。

★豆腐は30分以上水切りします。急ぐ場合は、豆腐をペーパータオルで包み、電子レンジで１分半～２分ほど加熱しても良いです。

簡単レシピ

おからのポテトサラダ風

（材料）２人分

おから　100ｇ
ツナ（ノンオイル）　１缶（80ｇ）
ミックスベジタブル　30ｇ
キュウリ　１本
塩・マヨネーズ　適宜
Ａ　酢　大２分の１
　　エリスリトール　小さじ２分の１
　　塩・コショウ　各少々

（作り方）

① キュウリは２㎜幅の小口切りにしてボウルに入れ、塩少々を加えて混ぜる。10分ほど置いたら水気を軽く絞る。
② おからにＡを加えて混ぜる（パサつく場合は水を少し加える）。
③ ①とツナ、ミックスベジタブル、②を合わせ、マヨネーズ大さじ３を加えてよく混ぜる。

★マッシュポテトサラダは、糖質が多く含まれており、栄養療法には不向きですが、ジャガイモの代わりにおからを使ったこのレシピでは低糖質・低カロリーで、タンパク質と食物繊維もたくさん摂れます。

簡単レシピ

具だくさん焼きそば

（材料）２人分

中華めん（生）　１玉
豚もも薄切り肉　80ｇ
タマネギ　１／４個
キャベツ　100ｇ
ニンジン　１／３個
ピーマン　１個
もやし　50ｇ
ニラ　１／４把
しいたけ　２枚
しめじ　50ｇ
オリーブ油・塩・コショウ　少々
Ａ　中濃ソース　大さじ２
　　オイスターソース　小さじ１

（作り方）

① 豚肉は一口大に切り、タマネギは薄切り、キャベツは食べやすい大きさに手でちぎり、ニンジンは半月切り、ピーマンは乱切りにする。
② しいたけとしめじは石づきを取り、しいたけは削ぎ切りに、しめじはひとつずつほぐしておく。
③ ニラは長さ３㎝に切る。
④ フライパンでオリーブ油を熱し、豚肉を炒めて火が通ったら、タマネギ、ニンジン、ピーマン、しいたけ、しめじ、キャベツ、もやしを加え、塩、コショウで調味しながら炒める。
⑤ 中華めんを加えさらに炒め、ニラを加えＡで味付けしながら、全体に味がなじむまで炒める。

簡単レシピ

温つけそば

（材料）２人分

そば（乾）　100ｇ
めんつゆ　適宜
しいたけ　２枚
しめじ　50ｇ
溶き卵　２個分
ホウレンソウ　１～２束
万能ネギ（刻んだもの）　大さじ２
片栗粉　適宜

（作り方）

① そばはたっぷりのお湯でゆでて、ザルに取り、流水でぬめりを洗い落とす。
② ホウレンソウも多めの熱湯でゆで、冷水に取って水気を絞り、長さ３㎝程度に切る。
③ しいたけとしめじは石づきを取り、しいたけは削ぎ切りに、しめじはひとつずつほぐしておく。
④ お好みの濃さに薄めためんつゆを煮立たせ、しいたけ、しめじを加え軽く煮て、ホウレンソウを加える。
⑤ ④に溶き卵を加え軽く混ぜ、同量の水で溶いた片栗粉をまわし入れ、とろみがついたら刻んだ万能ネギを入れる。

スイーツについて

甘味料の選び方

分子整合医学から見た、スイーツを作る際のポイントは、

・砂糖は使わない。白砂糖だけでなく、黒糖、三温糖も避ける
・ハチミツも避ける

です。これらはすべて、血糖調節障害を悪化させます。

甘味は、エリスリトール（※1）などを使用します。アイスクリームやゼリー類など冷菓を作る際には、エリスリトールシロップが便利です。

果物（ドライフルーツ、100％果汁を含む）も果糖が豊富で肥満につながりやすいので、使うときは、必要最小限の風味付け程度にしておきましょう。シロップ漬けのものは、材料として適切ではありません。

絶対に避けたいものは、砂糖、およびその構成成分であるブドウ糖と果糖です。

砂糖は白砂糖はもちろん、三温糖や黒砂糖も血糖調節や栄養状態への悪影響は同じなので、使うべきではありません。ブドウ糖、果糖は、市販の菓子や飲料、調味料、加工食品に多く含まれており、すべてを避けるのは難しいのですが、そのなかでも甘味のある飲食物はまず第一に食生活から遠ざけるべきものです。ハチミツも主成分がブドウ糖と果糖なので同様です。

よく、ハチミツを勧める人たちは「天然成分で、ビタミンやミネラルを含むから健康に良い」といいますが、糖による悪影響の大きさに比べれば、ハチミツから摂れるビタミン、ミネラル量は微々たるものであり、マイナス面の方がはるかに大きいといえます。

果糖は一見血糖値の上昇度が低いように見えるため、一時「糖尿病の人に適した甘味料」として売り出した会社もありましたが、血糖から脂肪を作る作用がブドウ糖以上に高く、肥満や脂肪肝を促進しやすいのです。

アメリカにおいて、国民の一日の摂取総カロリーはこの20年間であまり変わらないのに肥満人口の割合が大幅に増えたのは、安価な「果糖シロップ」が飲料や食品の味付けとして急速に普及したからという説もあります。

なお、１００％の果物や野菜ジュースにも、天然の甘味として果糖が含まれています。生の果物の状態で食べた場合よりもジュースで飲むと、より多くの量を摂ってしまうこと、液体なので血糖値の上昇が急速になってしまうという理由から、栄養療法では、果物はどうしても食べたいなら嗜好品として少量食べても良い、という位置づけにしています。繰り返しますが、果物は決して野菜の代用にはならないのです。

比較的摂って良いのは、「天然成分で、かつノンカロリー」という条件を満たす甘味料です。キシリトール（※2）、ステビア（※3）、エリスリトールがこれらの条件を満たしますが、エリスリトール以外は調味料として入手するのは容易ではなく、しかも割高です。エリスリトールは粉末やシロップとしてドラッグストアやスーパーなどで購入でき、インターネットでも販売しています。基本的にエリスリトールは、砂糖の3分の1の量で同じ甘さを得られますが、製品によって必要量が異なるので、各製品の説明書で必要量を確認して使用してください。

キシリトールやステビアは、これらを甘味料として使用したガムやチョコレートを購入する場合が多いと思いますが、買う前に必ず原材料名を確認してください。「キシリトール使用」とあっても、それ以外の甘味料も使っている製品は避けましょう。

以上のように、エリスリトール、キシリトール、ステビア以外でお勧めできるものはあまりないのですが、以下のものは、必要最低量を料理の調味用として控えめに使うなら問題はないといえます。

・オリゴ糖シロップ
・メープルシロップ
・みりん

オリゴ糖シロップは腸内の善玉菌を増やし、悪玉菌の繁殖を抑えると考えられています。
メープルシロップは楓の樹液に含まれる糖で、カナダ産のものが有名です。ごく淡い色のものからこげ茶色のものまでありますが、色の濃いものほど精製度が低いので良いと主張する人もいます。

人口甘味料で代表的なものにはサッカリン、アスパルテームなどがありますが、これらはこれまで発がん性が危惧されてきました。明らかに発がん性の高いチクロ、ズルチンなどは食品添加物としての指定を取り消され排除されましたが、その他のものは危険性の有無はいまだに論議されています。

還元水飴系（還元麦芽糖水飴、ソルビトール、マルチトールなど）を始め、最近はまた新手の人工甘味料がいくつも製品化されていますが、前述ような歴史を考えると、こうしたものは日常の食習慣に採り入れるのは必要最小限にした方が賢明でしょう。

なお、エリスリトール製品でアスパルテームが含まれているものもありますが、割合がごく微量のため、この本では採用しています。

※1　エリスリトール：
　ブドウやキノコ、醸造酒（ワイン、日本酒）や味噌などに含まれる糖。
※2　キシリトール：
　一部の果物に含まれる糖。一般に普及しているものは白樺の樹脂等を原料にして加工したもの。
※3　ステビア：
　ステビアという草に含まれる糖。

便秘対策～寒天の活用法

現代人の食生活は糖質に偏っており、野菜や海草などの食物繊維が少ない上、ストレスが多く運動は少ない……と、便秘になりやすい環境がそろっています。さらに、抗うつ薬なども副作用として便秘になりやすくなります。

大便には、大量の細菌や食物に含まれる農薬や食品添加物、さらには消化や代謝に伴ない体内で発生したさまざまな有毒物が含まれます。こうした物質は発がんリスクはもちろん、他のさまざまな生活習慣病も引き起こしやすくなる一因となるため、一刻も早く体外に捨てなければなりません。したがって、排便は毎日必要です。

排便は一日2～3回あるくらいが本来の人間のリズムだったと考えられていますが、前述の理由のほか、昔に比べて加工食品を食べる割合が大幅に増えたため、便の量や頻度がどんどん減ってきており、現代ではせいぜい一日一回の排便が基本となったのですが、だからこそ、これ以上有毒物質が長く腸内に留まらないよう毎日排便をしたいものです。

ドラッグストアでは多くの便秘薬が市販されていますが、大部分は長く使ううちに次第に耐性ができ、より多く使わないと効果が出にくくなってきます。

そこでより自然なかたちでの排便促進効果があるものを摂った方が良いわけですが、これには食物繊維が多くノンカロリーの寒天が役立ちます。とくに粉状のものは、従来の料理やお菓子作り以外にも、お茶や味噌汁に入れたり、ご飯を炊くときに加えるなどの使い方をすることができ、少ない食事量で満腹感を得やすく、食物繊維のおかげで血糖値の上昇速度も抑えられ、便秘に対して非常に良い効果があります。

・飲み物に入れる（例：ティーバッグを使ったハーブティーに加える場合）

①マグカップに粉寒天を0.5～2グラム入れ、お湯を注いでよく混ぜる。
（粉寒天はこの時点ではまだかなり溶け残っています）

②マグカップを電子レンジに入れ、50秒～1分強くらい加熱する。

このとき、加熱しすぎるとふきこぼれるので、最初は50秒程度から取り出してかき混ぜ、様子を見ながら少しずつさらに加熱してください。粉寒天が全量溶けたらティーバッグを入れて普通に抽出します。

穀物コーヒーやノンカフェインのインスタントコーヒーなど、粉状や顆粒状のものを使う場合は、①の段階で、寒天粉と同じタイミングで、お湯を注ぐ前にカップに入れると良いでしょう。

・ご飯に入れる

お米３合に対し、粉寒天２ｇ程度。研いだお米と粉寒天を炊飯器に入れて、普通の水加減で炊きます。玄米炊飯機能のついた機種であれば、玄米も同様に炊けます。

圧力鍋を使った炊き方は１１２ページでご紹介しています。

・味噌汁に入れる

鍋に水を入れて粉寒天を加えて火にかけ、かき混ぜながら煮溶かし、沸騰したら火を弱めてさらに2分ほど煮ます。

この後で顆粒状のインスタントだしを加え、具とみそも入れて通常通りに味噌汁を作ります。粉寒天は、２人分で２～４ｇ。

味噌汁のほか、各種スープ類に入れることもできます。その場合もまず粉寒天を十分に溶かしてから、味付けや具材を入れることがポイントです。冷めると常温でも固まるので、温め直す際は、最初弱火で鍋を熱し、寒天を溶かすようにしてください。

・ジュースに入れてゼリー代わりに

オレンジジュースなどに入れて冷やすと、さっぱりしたゼリー風になり、ジュースのように一度に多量を摂らずに済みます。また、ジュースを飲む場合に比べて血糖の上昇度が緩やかになります。具体的なレシピは148ページにあります。

・サラダの具として

トマトジュースやコンソメブイヨン（コンソメの素で濃いめに作ったもの）に粉寒天を加えて作ったもの（十分に煮溶かしてから冷やし固める）をさいの目状に切り、他の野菜と一緒にいただきます。

パン、ケーキについて

栄養療法では、精製・精白した穀類、例えば白米、薄力粉、強力粉（パンなどに使用される）はできるだけ避け、玄米や、全粒粉入りのパンなどにするように勧めています。巷の手作り菓子のレシピのほとんどは精製穀物粉なので、ここでは全粒粉類を取り入れた簡単なケーキやパンなどの作り方を紹介しておきます。

また、最近は米粉（上新粉など）を使ったお菓子レシピを見かけます。小麦粉アレルギーなどのある子どもが増えていることや、２００７年後半からの小麦不足もあって米粉への関心が高まっているためと思われます。

米粉で作ったものは、そのもちもちした食感が美味しいとのことですが、米粉もまた精製したものなので、血糖値の急上昇につながります。

精製粉を使用した既存のレシピをアレンジする場合は、いくつかのポイントを知っておくと便利です。

〔ポイント１〕

全粒粉、玄米粉を混ぜる割合は、全体の１割程度から始めると、味や食感に慣れやすく、水加減、焼き加減ももとのレシピのままで済むことが多いのでやりやすいです。その後、徐々に全粒粉などの割合を増やして調整していくと良いでしょう。

〔ポイント2〕

基本的に、全粒粉、大豆粉、きな粉は割合が増すほどにパサパサ・ポロポロ、玄米粉はしっとり・どっしりとした食感になります。とくに玄米粉は小麦粉よりも吸水性が高いため、元のレシピが小麦粉の場合、水分はその1.3〜2倍近く必要になる場合がありますので、何度か試行錯誤しながらちょうど良い割合を見つけてください。この場合、ベーキングパウダーや重曹などの膨張材も1.5倍程度増やした方が良いようです。上新粉などの精製米粉がもとのレシピの場合は、ほぼそのままの水分量で作れます。

〔ポイント3〕

全粒粉、玄米粉はふるう必要はありません。

〔ポイント4〕

大豆粉、きな粉もふるう必要はなく、かえってふるいの目詰まりを起こしてしまうので、ふるわないようにします。

〔ポイント5〕

焼き上げたケーキは、直後よりも一晩おくと、味がなじんでうま味が増します。

一食分ずつスライスし、ビニール袋やジッパーつき保存袋に入れて密封すると、冷凍庫で1～2週間保存でき、1回ごとに解凍して食べることができます。

イーストなど発酵過程を含むパンは、生地のこね具合、発酵の具合を判断するのにある程度の経験を要するので、初心者が簡単に作るにはホームベーカリーを使うのが確実です。最近は1万円台から購入でき、タイマー機能もあるので、夜、寝ている間や外出中でも作ることができ、重宝します。家庭では、ベーキングパウダーや重曹などを使った「クイックパン」の方が、手軽で取り入れやすいでしょう。

クイックパンはスコーンやマフィンなどと同様の作り方になるので、ここでは割愛しますが、代わりに、ホームベーカリーを使った場合に、栄養療法的にはどのように工夫するとより好ましいパンになるかをご紹介しますので、ホームメイドのパン作りの参考にしてください。

・ベースの粉を全粒粉系にする

発酵させて作るパンは、強力粉という精製小麦粉を中心に使っていますが、これを全粒粉（全粒小麦粉）やライ麦粉（全粒ライ麦粉）、そば粉などと一部置き換えると、穀物本来の風味を感じられる美味しいパンができあがります。また、精製粉で作ったものよりG

I値も低くなるので一挙両得です。

・タンパク質強化
水の一部または全部を卵で置き換えると、タンパク質含有量が増します。

・具や風味付けを楽しむ
ナッツやチーズを入れたり、粉チーズやドライハーブ、市販のバジルペーストを生地に混ぜると風味が増します。また、オートミールを少量加えると、素朴な食感が楽しめます。

無糖ココア粉やインスタントコーヒー、紅茶葉（ティーバッグの中身を使うと、細かく切ってあるのでそのまま使いやすい）で風味付けしたり、水の代わりに牛乳や豆乳、ヨーグルト、トマトジュースを入れても、風味や色の変化を楽しめます。

砂糖不使用ジャムについて

市販の「砂糖不使用ジャム」の大半は、ブドウやリンゴなどの果汁を甘味として使用していますが、果糖は１３１ページでも述べたように、一見血糖値を上げにくいようでも血糖を脂肪に変えて蓄えやすいため、お勧めできません。

そもそもジャム自体が果物の濃縮加工品なので、大量に食べるのは避けた方がいいのですが、プレーンヨーグルトに入れるなど少量食べるにしても、エリスリトールなどの甘味料を使って手作りした方が安心です。砂糖を使わないジャムは、電子レンジで簡単に作れます。

例えばイチゴジャム。春に出回る安いイチゴをまとめ買いし、ヘタを取り、粒の大きいものは半分に切ります。これを広口の耐熱容器に入れてエリスリトールを適量振りかけ、ふわっとラップをかけて電子レンジ（５００Ｗ）で加熱します。量にもよりますが、イチゴ１パックでおよそ２分ごとに様子を見ながら、甘味の程度と火の通り具合を調整します。

以下、スイーツのレシピを紹介します。

簡単レシピ

玄米粉ときな粉のパウンドケーキ

大パウンド型（21 × 11 × 6 ㎝）1個分

（材料）

玄米粉　120 g

バター　100 g

卵　3個

お湯　50 ml

牛乳　0 ～ 50 ml（生地の柔らかさの調整用）

ベーキングパウダー　小さじ 1.5

きな粉　30 g

エリスリトール　25 g

インスタントコーヒー　大さじ2

（作り方）

① パウンド型に油（サラダ油やオリーブ油）を薄くぬり、小麦粉（分量外）を薄くはたいておく。またはクッキングペーパーを型の底と側面に敷いておく。

② インスタントコーヒーをお湯で溶かし、室温で冷ましておく。卵は大まかに割りほぐしておく。

③ バターは電子レンジ（500 W）の「弱」で 30 秒～ 1 分半加熱して柔らかくする（30 秒単位で取り出して様子を確認し、過熱しすぎないように注意する）。

④ ボウルにバターを入れ、しゃもじか泡立て器でクリーム状になるまで混ぜ、エリスリトールを加えてさらによく混ぜる。

⑤ ここに卵を３回くらいに分けて加え、その都度よく混ぜ合わせる。コーヒー液も加えてよく混ぜる。

⑥ 玄米粉、きな粉、ベーキングパウダーを入れ、しゃもじ（またはへら）でボウルの底からすくうように、また生地を切るように混ぜる。生地をこねてしまうと余計な粘りが出て、膨らみにくくなるので避ける。生地が硬すぎるようなら、ここで少量ずつ牛乳を追加する。

⑦ パウンドケーキ型に生地を入れ、表面をならす。下の方をトントンとたたくか、２㎝前後の高さから１、２回型ごと落として生地の間に入り込んだ空気を抜く。

⑧ 180℃に余熱したオーブンで 45 分前後焼く。竹串を刺して、べとつかなかったらできあがり。

簡単
レシピ

トマトと全粒粉のパウンドケーキ

大パウンド型１個分

（材料）

全粒粉 100 g　　バター　80 g
エリスリトール　20 g　　卵　２個
シナモン　小さじ１／２
ナッツ（くるみ、アーモンド等）　30 g
トマトペースト（またはトマトピューレ）　100 g
ベーキングパウダー　小さじ１

（作り方）

① 「玄米粉ときな粉のパウンドケーキ」の作り方①、③、④の手順で行なう。ナッツは粗く刻んでおく。
② 全粒粉、ベーキングパウダー、シナモンを合わせておく。
③ ボウルにバターを入れ、しゃもじか泡立て器でクリーム状になるまで混ぜ、エリスリトールを加えてさらによく混ぜる。
④ ここに卵を２回に分けて加え、その都度よく混ぜ合わせる。
⑤ ②の粉類を加え、しゃもじ（またはへら）で手早く混ぜる。
⑥ トマトペーストを加えて混ぜ、さらにナッツも加えてざっくり混ぜる。
⑦ ⑥を型に流しいれ、「玄米粉ときな粉のパウンドケーキ」の作り方⑧の要領で生地を落ち着かせる。
⑧ 180℃に余熱したオーブンで 17 分、温度を 160℃に落として７～８分焼く。竹串を刺して、べとつかなければできあがり。

簡単
レシピ

大豆粉と玄米粉のカップケーキ

約12個分

（材料）

全粒粉　100 g
大豆粉（またはきな粉）　50 g
玄米粉　50 g
バター　100 g
エリスリトール　20 g
卵　2個
ベーキングパウダー　小さじ2
牛乳　100～130ml
煎りゴマ　30 g

（作り方）

① カップケーキ型に油（サラダ油、オリーブ油など）を薄く塗り、小麦粉（分量外）を薄くはたいておく。
②「玄米粉ときな粉のパウンドケーキ」の作り方の③と④を行なう。
⑤ ボウルにバターを入れ、しゃもじか泡立て器でクリーム状に混ぜ、エリスリトールを加えてよく混ぜる。
⑥ ここに卵を３回くらいに分けて加え、その都度よく混ぜ合わせる。
⑦ 全粒粉、大豆粉、玄米粉とベーキングパウダーを合わせ、３回くらいに分けて⑥に入れ、しゃもじ（またはへら）で生地を切るようにして混ぜる。
⑧ 牛乳を加え、ゴマも混ぜ込む。生地をこねてしまうと余計な粘りが出て、膨らみにくくなるので注意。生地が硬すぎるときは、ここで少量ずつ牛乳を加える。
⑨ カップケーキ型に７分目くらいずつ生地を入れ、180℃に余熱したオーブンで20分ほど焼く。

簡単レシピ

おからと全粒粉のクッキー

約20個分

（材料）

おから　100ｇ
全粒粉　100ｇ
バター　40ｇ
オリーブ油（またはサラダ油）　50ｇ
エリスリトール　30ｇ
卵　１個
ココア　大さじ２
バニラエッセンス　１〜２滴
ベーキングパウダー　小さじ１／２
ラム酒またはブランデー　大さじ１

（作り方）

① おからを大きめの皿に広げ、ラップをせずに電子レンジ（500Ｗ）で５分間加熱し、室温で冷ましておく。
②「玄米粉ときな粉のパウンドケーキ」の作り方の③と④を行なう。
③ バター、オリーブオイルをボウルに入れ、エリスリトールを加えて、しゃもじか泡立て器で全体が白っぽくなるまで練り混ぜる。
④ ここに卵を２回に分けて加え、よく混ぜ合わせる。
⑤ バニラエッセンスを入れ、次いでココアも入れて軽く混ぜる。
⑥ ここにおからを加えて混ぜる。
⑦ 全粒粉とベーキングパウダーを合わせて⑥に加え、粉っぽさがなくなるまで全体をざっと混ぜる。
⑧ 天板にクッキングペーパーを敷き、⑦の生地をスプーンや指で直径３〜４㎝の円形に整えながら置く。
⑨ 180℃のオーブンで約15分焼く。

簡単
レシピ

アボカド・アイスクリーム

6食分

（材料）

アボカド2個
プレーンヨーグルト　200ml
エリスリトールシロップ　大さじ8～10

（作り方）

① アボカドは包丁で縦2つに切り、種を取り出してスプーンで果肉をすくい出す。
② ①とプレーンヨーグルト、エリスリトールシロップをミキサーに入れ、滑らかになるまで混ぜる。
③ ②をタッパーなどの容器に入れて冷凍庫に入れ、20～30分ごとに取り出して泡だて器でよく混ぜ、再び冷凍庫に戻す。これを5～6回繰り返すと滑らかなアイスクリームができあがる。

★アボカドは2割近くが脂肪分なので、生クリームなどを加えなくてもトロリとしたリッチな食感のアイスクリームが作れます。また、その脂肪はオレイン酸で、動物性脂肪に比べて血中コレステロールへの悪影響が少ないとされています。もちろんカロリーオーバーには気をつけたいですが、たまにはこうしたスイーツを食べる楽しさを味わっても良いですね。今回はヨーグルトを使ってさわやかな風味にしていますが、濃厚にしたければ生クリームや牛乳を、あっさりさせたい場合は豆腐や豆乳を使用するのも良いでしょう。好みで、砕いたローストアーモンドをトッピングしても。

簡単レシピ

オレンジ寒天

2食分

（材料）

果汁100％オレンジジュース　200ml
粉寒天　1ｇ

（作り方）

① 鍋にジュースと粉寒天を入れ火にかける。へらなどでゆっくりかき混ぜながら沸騰まで待つ。
② 沸騰したら火を弱め、さらに約2分間かき混ぜながら寒天を完全に煮溶かす。バットや耐熱性の保存容器に入れ、荒熱が取れたらラップかふたをして冷蔵庫で冷やす。
③ さいの目に切れ目を入れ、必要量を容器に取る。
④ ここにプレーンヨーグルトをかけて食べる。より甘くしたい場合は、①の段階でエリスリトールまたはエリスリトールシロップを加えると良い。

★ジュースの代わりに牛乳や豆乳を使うと、牛乳ゼリー風になります。

簡単
レシピ

トマトジュース・シャーベット

2食分

(材料)

トマトジュース(食塩無添加のもの) 200ml
粉寒天 2g
エリスリトール 大さじ2

(作り方)

① すべての材料を鍋に入れ、へらで混ぜながら沸騰するまで加熱する。
② 沸騰したら弱火にし、焦がさないように注意しながら3分間加熱し続ける。
③ 粗熱が取れたら密閉容器に移して冷凍庫に入れる。
④ 約30分に一度取り出して全体を大まかにかき混ぜる。これを5〜6回繰り返し、適度な凍り具合になったらできあがり。

第5章

日常生活の栄養療法
Q&A

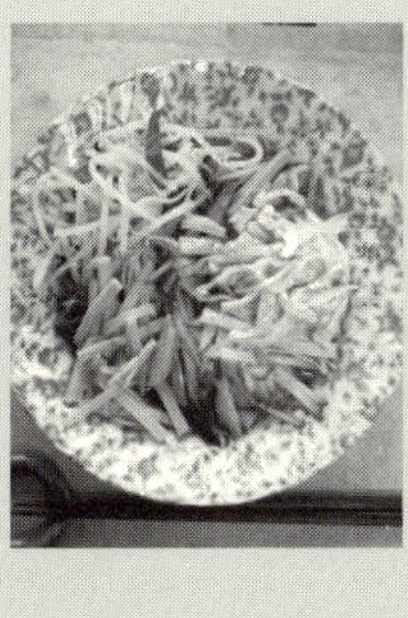

Q1 卵や肉を毎日たっぷり食べるとコレステロールが上がり、太ってしまうのでは？

A

人の体内のコレステロールは、大半が肝臓などで生合成されたものであり、その量は食事由来のコレステロールの3～5倍にあたります。これに対し、食事からのコレステロールの多くは大便で排泄されます。

つまり、食事由来のコレステロールと血中コレステロール値は直接相関せず、むしろ食事からの糖質過剰によって引き起こされやすいのです。

卵を多量に食べてコレステロールが上がったというデータは、ウサギの実験でのデータ等を根拠にしていますが、脂質代謝は動物の種により大幅に異なります。ウサギなどは草食動物ですから、雑食動物である人間とは大きく違います。

「卵を食べても太らない」という事実は、私が医学生だった20年前にはすでに、脂質代謝の専門医はちゃんと述べていて、当時、病院実習でそうした話を聞いた私は「へえ、そうなんだ。世間でいわれている常識は嘘だったのね」と強く印象に残ったために、いまだによく覚えています。

「卵や肉を食べて太った」と主張する人たちの生活を詳しく聞くと、糖質（甘味や炭水化物）は減らしておらず、運動もせず、揚げ物や肉の脂身も避けていません。これでは当然、カロリーオーバーによる肥満に結びつきます。

十分量のタンパク質を摂取すると筋肉がつき、身体の代謝率も上がるので、高タンパク質・低糖質食をきちんと実行すれば自然に健康的にやせてきます。

ただし、「家族性高コレステロール血症（巻末資料参照）」など特殊な遺伝的体質を持つ人や、糖尿病、甲状腺機能低下症、閉経期に伴なう高脂血症の一部については、脂質摂取量を制限した方が良い場合もあるので、該当する可能性のある方は、脂質代謝専門の内科医のもとで詳しい血液検査を受けてください。

Q2 大豆食品だけでタンパク質を摂る方が健康に良いのでは？

A

「大豆は植物性、だから動物性食品を食べるより健康に良い」というのが、世間によくある誤解の一つですが、大豆だけ（健康法によっては、これに全粒雑穀やナッツ類を加えるものもあります）をタンパク源とするのは、以下の短所があり、健康維持には不十分といわざるを得ません。

人が体内で合成できず、摂取しなくてはならない「必須アミノ酸」は9種類ありますが、大豆をはじめとする植物性タンパク質は、この9種のなかのひとつ「メチオニン」がほとんど含まれていません。必須アミノ酸は一つでも低値だと、他のアミノ酸を十分食べたとしても無駄になってしまいます。ですから、メチオニンを含有する動物性食品も摂る必要性があるのです。

卵はすべての必須アミノ酸をバランス良く含んでいます。他の動物性食品でも、複数組み合わせることで、必須アミノ酸をすべて摂ることができます。

また、純植物食では、メチオニンのほかビタミンB_{12}も摂れません。このビタミンが欠乏すると、悪性貧血や抹消神経障害（手足のしびれ感、まっすぐ歩けないなど）といった症状があらわれます。

このため、欧米の厳格な菜食主義者には、B_{12}製剤を内服するように指導されてきました。日本では、納豆や味噌などの伝統的発酵食を毎日3食食べていた時代にはB_{12}不足はあまりないとされていましたが、昨今のように食の西洋化が進んだ状況ではこれは通用しなくなっています。

また、植物性タンパク質の吸収率は動物性タンパク質の約半分しかなく、その分多量に食べないと一日の必要量を満たしません。例えば大豆製品なら、豆腐3丁弱と納豆大パック4つ（400g）以上を毎日食べなくてはなりませんが、果たして可能でしょうか？

Q3

玄米菜食、和食が一番体に良いと思っています。草食動物は植物だけで生きているのだから、本来人間も植物食が健康的なのではないのですか？

A

玄米菜食は、次の2点で優れています。

・精製穀類（白米、精白小麦粉）や砂糖（とくに白砂糖）などの精製糖質を避けている

・食物繊維を多く摂るメニューである

その一方で、タンパク質の摂取量は不十分です。このため、玄米菜食にして数日から数週間は過剰な糖質とカロリー負荷から身体が開放され元気になることもあるのですが（ちなみに、いわゆる断食道場などで心身の調子が良くなると感じられるのも同じ理屈からで

す）、何しろ必要な栄養のインプットも断たれてしまうので、その後次第に「疲れやすい、だるい、無気力、憂うつ」といった状態になってしまうのです。

また、「和食はヘルシー」というイメージがありますが、和食も一般に低タンパク質食であること、調味にはしばしば砂糖を入れることを思い出してください。例えば、煮物では野菜の煮つけ、煮魚、肉じゃが、煮豆、きんぴら、佃煮など、焼き物では照り焼き、タレ味の焼き鳥、その他すき焼き、田楽、和え物では胡麻和え、白和え、酢味噌和え等々です。そばなどのめんつゆにも必ず砂糖が使われています。

和食を本当にヘルシーなものとして取り入れる場合は、意識してタンパク質を多く摂ることと、砂糖をできるだけ減らすことがポイントになります。

それから、草食動物の消化機構は私たち雑食動物のものとはまったく異なります。草食動物は、植物だけからでも十分にタンパク質を摂り入れられるよう、以下のようなシステムが身体に備わっているのです。

まず、セルロースをはじめとする食物繊維を徹底分解・吸収します。このために、牛・羊・山羊などは４つの胃を持ち、食事の合間に前に食べた物を口に吐き戻して日に何時間も反芻（噛み直し、唾液と再度混ぜる）しています。そして、胃には植物を発酵させてタンパク質やアミノ酸を作り出す微生物が住んでいます。

ウサギは反芻はしませんが、「糞食」という別の手段を持っています。これは自分が排泄した糞を食べて2度消化し、必要な栄養素を無駄なく吸収するというやり方です。

馬は反芻や糞食はしませんが、ウサギと同様に非常に発達した盲腸を持ち、ここを発酵タンクとして、やはり共生微生物により植物の繊維質を分解して栄養を取り出しており、その能力は人間の数十倍におよびます。

このように身体の特殊な機構がそろって初めて、植物のみで栄養を十分摂れるということになるのです。こうしたシステムのない人間が草食動物の真似をしようとしても、残念ながら栄養障害になってしまうだけです。

Q4

緑茶はビタミンCやカテキンなど抗酸化力のある物質を含み、身体に良いと聞いたのですが。

A

確かにカテキンは体内で抗酸化力を発揮しますが、緑茶にはコーヒーや紅茶と同様、カフェインも含まれます。カフェインは神経を緊張させる作用があり、また連日多量に摂ると依存症になり、イライラや不安感を感じやすくなります。

緑茶はコーヒーほどはカフェインが入っていないものの、やはり飲みすぎは控えるべきです。一日に飲んで良いのは、小さめの湯飲みで3〜4杯、コップでは1〜2杯といったところでしょう。

ビタミンCについては、料理をする人なら「ビタミンCは熱に弱いから、青菜のお浸しや野菜炒めの加熱時間は手早く仕上げましょう」という注意を聞いたことがあるはずです。ですが、お茶は木から摘んだ後、乾燥させ（多くの場合、工場の熱風によって）、切断して袋詰めにします。出荷されて消費者の食卓に上る頃には、有効なビタミン量は残っていないと考えるのが妥当です。ましてや緑茶の葉を食べるのではなく抽出液を飲むだけですから、お茶に含まれるビタミンCはさらにわずかなものとなります。とても健康のためにあてにできる量ではありません。

Q5 白砂糖はともかく、黒砂糖や三温糖、ハチミツは身体に良いのでは？

A

白砂糖がなぜ身体に悪いとされるのか、まずその理由を考えてみましょう。

白砂糖は精製度が高い分、糖の純度が高いので、摂取すると血糖値が猛スピードで上昇します。これに比べ黒砂糖や三温糖は精製度がやや低いですが、吸収率はやはり高く、栄養療法ではまず第一に避けるべき食品の筆頭です。ハチミツも同様です。

また、自然食推進派の人たちはよく、「黒砂糖やハチミツは天然のビタミン、ミネラルが含まれるから健康に良い」と主張しますが、含有量は微々たるもの。

それより糖分の害の方が何十倍も大きいと認識してください。

Q6 ダイエットコーラなら飲んで良いですか？

A

ダイエットコーラなど低カロリーやノンカロリーの人工甘味料を使ったものは、確かに血糖値を上げる割合は少ないので、とくに栄養療法を始めたばかりで甘味を食べたい衝動が強い人には、良い補助手段になるでしょう。

しかし4章で述べたように、大半の人工甘味料はこれまで発がん性が指摘されています。人工甘味料の多くは歴史が浅く、現在も次々と新しいものが商品化されていますが、長期使用での毒性は未知の部分が多いのです。

また、重症の血糖調節障害のある人のなかには、実際に砂糖などの糖負荷がなくても、甘味を感じただけでインスリン分泌が起こり、血糖が変動して気分が悪くなる人もいます。

こうしたことから、ノンカロリーだからといって無制限に飲食するのではなく、人工甘味料でカロリーや血糖変動を減らしながら、ゆくゆくは糖質の少ない食生活に慣れること、つまり、より良い食習慣を身につけることが長期の目標となります。

またコーラに関していえば、その甘味だけでなく、カフェインも問題です。コーラの飲みすぎはコーヒーと同様、カフェイン依存症（常にカフェインがないとイライラや不安を感じる）になる可能性があります。この点からいっても、コーラはできるだけ飲まない方が良いのです。

Q7

会社の健康診断や人間ドックで検査を受けましたが、貧血をはじめ、とくに異常はないといわれました。それなのに、栄養障害があるなんて納得できないのですが。

A

健診や人間ドックは、「多分この辺りが正常だろう」という推測で決めた「基準値」を元に判定していますが、このデータの読み方ではよほど重度にならない限り、異常が読み取れません。

　しかし、そこまでデータが悪化するはるか以前から、栄養障害による症状は出現するので、普通のデータの読み方では「異常なし、あなたの症状は身体の病気とは無関係」と判断されてしまうのです。

Q8

もともと胃が弱いので、もう何年もご飯と味噌汁と漬物、あるいはうどん程度で済ませていて、それがちょうど良いです。毎食たっぷりのタンパク質を食べるなんて、胃がもたれて無理です。

A

　タンパク質不足をはじめとする栄養障害が進んでいる人ほど、

・すぐ空腹になるが、少し食べると満腹になってしまい、スタミナがもたない
・腹持ちの良いもの（タンパク質や脂肪分）を食べると胃がもたれやすい

といった状態になっています。

　これは栄養不足のため、胃の粘膜を保護する粘液を十分に作れず、何かを食べて胃酸が分泌されるとそれが自分の胃に「しみる」感じがするのです。別に胃酸分泌過多でなくて

も、粘液量が不十分のせいでこうした「胸焼け症状」として自覚されます。

ですから、こうした症状のある人がまず摂るべきなのは、胃酸を抑える薬ではなく、粘液のもととなる栄養、とくにタンパク質なのです。

ただ、こうした人は一度にたっぷりは食べられないので、高タンパク質食を少しずつでも頻繁に、例えば一日5〜6回に分けて食べることをおすすめします。

胃がもたれるからといって炭水化物中心の食事を続けていると、さらに栄養障害が進行し、ますます食が細くなり、栄養障害が進む……という悪循環に陥ります。

一般に、高齢者が骨折しやすかったり薬の副作用が出やすいのも、栄養障害が若い世代に比べて進行しているからですし、栄養障害が続くと脳の血管や神経機能も低下するので認知症のリスクも高まります。

また、がんもその発生と進行に栄養不良が深くかかわっており、栄養状態が悪いと経過も明らかに悪くなることが知られています。

Q9

卵（または、大豆）アレルギーがあるので、高タンパク食は無理です。

A

そもそもアレルギー反応が起こるのは、体内（血液中）に異種タンパク質（自分のものではないタンパク質）が侵入してきた時ですが、本来は口から入ったタンパク質は、アミノ酸という非常に低分子の原料にまで分解されてから血中に吸収されます。

どんなタンパク質でも、原料となるアミノ酸は共通で、アミノ酸レベルまでしっかり分解された状態では、元のタンパク質が何であろうとアレルギーは起こりません。

それなのに、実際には食物アレルギーを持つ人が多いのは、外界からのタンパク質の分解が途中までのまま、血中に入り込んでしまうからです。

少し専門的な説明になりますが、以下のことを考えてみてください。

食べ物は、腸粘膜が一種の「関所」となって、血中に入るかどうかが決定されます。この関所では、主として分子の大きさで通過を許可するか否かを決めます。これを網の目としてイメージしてください。

栄養状態が十分保たれている場合は、非常に細かい網目になっており、十分に分解されて「アミノ酸」になったもの、あるいはいくつかのアミノ酸がつながった「低分子ペプチド」といった、ごく小さな分子しか通しません。

ところが栄養障害が進んでいくと、網の目が大分粗くなってしまいます。なぜかといえば、この網目もまたタンパク質をはじめとする栄養から作られているからです。

ところどころ破れ目ができたような粗い目の網を、まだ完全に分解されていないタンパク質が素通りしてしまいます。すると、「血中に異物が侵入した！　大変だ！」と免疫系細胞が集まり、ヒスタミンなどの炎症物質を分泌します。こうして炎症、痒みなどのアレルギー反応が起こるのです。

したがって、アレルギーへの対策はやはり、タンパク質をはじめとする栄養を十分摂ることなのです。

とはいえ、最初はアレルギー反応が起こりやすいので、その人にとってのアレルゲン（アレルギーを起こすもの）は避けて、別のタンパク質中心に摂ります。例えば卵がだめなら魚や大豆製品中心にする、などです。この場合も一回量は少なく、その代わり食べる回数を増やすことで摂取量を徐々に上げていきます。

栄養状態が改善するにつれ、従来はアレルギーを起こしていた食物も食べられるようになることも多いです。

Q10 妊婦や小児にタンパク質を食べさせすぎるとアトピーになるのでは？

A

ここ30年ほどの間に、とくに小児のアトピー性皮膚炎が激増し、「だから卵除去食にすべきだ」「妊娠中から、母親がタンパク質を摂り過ぎないようにしなくては」と考える人がいますが、これは間違いです。

前述のQ9（食物アレルギーと低栄養）で説明したように、実際には栄養障害があるとアトピーや喘息などのアレルギー性疾患にかかりやすくなります。また、たとえアレルギーではなくても、皮膚や粘膜も栄養障害で荒れやすくなったり、吹き出物が出やすくなるのです。

とくに新生児は、母親の栄養状態から直接影響を受けますから、妊婦は普段以上に貧血や低タンパクに気をつけなければなりません。私が実際に診察した妊婦さんでも、他の病院で低タンパク質食を指導された結果、「だるい、ゆううつ、肌荒れが出てきた」という方がいました。

また、一般的だと思われているつわりやむくみも、十分な栄養を摂っていれば回避可能だということは、世間に知られていません（助産師や産婦人科医でさえそうです）。

皆さんには間違った常識に惑わされることなく、自分自身やご家族の健康を守っていただきたいものです。

Q11 腎臓病ではタンパク質を制限しなくてはならないのでは？

A

確かに腎臓病も非常に進行すると、もはやタンパク質の処理ができなくなってしまうため、タンパク質量を減らした食事にすることが必要になってきます。

しかし、小児・若年者の軽度〜中等度のネフローゼ症候群（腎臓の病変によって、タンパク尿、低タンパク血症、むくみ等の症状をきたす）や腎炎においてまでタンパク質を制限するのは、以下の理由から逆効果です。

腎障害時には、血液から尿のなかにタンパク質が出てしまいます。そもそも、タンパク質は身体にとって非常に大切な栄養素なので、血液から尿を作る器官である腎臓が関所（ろ過装置）として働き、本来は尿中には出てこないようになっています。

ところが摂取したタンパク質が少ないと、このろ過装置の「フィルター」を十分作ることができず、網目が粗くなってしまい、分子の大きいタンパク質も通り抜けるようになってしまうのです。

つまり腎障害をきたす人は、もともと食事からのタンパク質摂取量が長期間にわたって不足していたと考えられるため、低タンパク質食によってさらにタンパク尿が増えてしまいます。

逆に、治療するには、フィルターの目を細かくしなくてはならないため、材料となるタンパク質を十分摂取する必要があるのです。

とくに小児期から若年期は成長期であり、本来成人よりもさらに多量のタンパク質をはじめとする栄養素を必要としています。この時期に何年もタンパク制限食にするのは、将来への身体作りという点からしても、できるだけ避けなければなりません。

Q12 コラーゲンやヒアルロン酸を摂れば、肌が若返ると聞いたのですが。

A

よく「フカヒレなどのコラーゲン豊富な食べ物を食べれば肌がプルプルになって潤いが増す」といわれたり、コラーゲンやヒアルロン酸入りのサプリメントが市販されていますが、その大部分は無効と考えた方が良いでしょう。

Q９でも述べているように、ヒトは小腸などの胃腸粘膜から栄養を取り入れていますが、それはある大きさ（分子量）以下のサイズのものしか吸収されません。

一般に、食品中のコラーゲン量の分子量は約30万、ヒアルロン酸は１００万以上とされます。

これに対して、小腸で吸収される最大分子量は約3万なので、こうした高分子量の物質はもっとずっと低分子になるまで消化酵素で分解され、アミノ酸や低分子ペプチドとして取り入れられます。低分子に分解されたものは、もとのコラーゲンやヒアルロン酸としての性質を失っているため、「保湿」や「肌の張り」という目的は果たせません。

なお、ヒアルロン酸製品のなかには数千レベルの分子量をうたうものもありますが、自社による商品宣伝の文言なので、真実のところは不明です。また、次のQ13にもあるように、とくに飲料の形での栄養補給は品質的に無理があると考えてください。

むしろ味付けに入っている糖分を摂ってしまうことの害が、はるかに大きいです。

Q13 ビタミンやアミノ酸入りのドリンクは効きますか？

A

「ビタミン○○mg入り」「アミノ酸入りなので脂肪燃焼できる」などを宣伝するドリンクが、コンビニやドラッグストアであふれていますが、その実態はただの砂糖水と変わらないと思った方が正しいです。

まず、たとえ原材料の段階では表示通り○○mg含んでいたとしても、加工の段階でかなりの割合が分解や変性してしまい、製品となったときには当初の数割減となっているからです。なかにはほとんどゼロになってしまっているものもあります。

医薬品と違って、食品の場合は法的規制が緩く、原材料段階で表示量を含んでいれば販売を許可されるため、こうした販売状況が出てくるわけです。

これに加えて、とくに水溶液（飲料）は、製品化から数日～数週間もたつとさらにビタミンやアミノ酸は分解してしまい、消費者が口にする頃にはあまり効能は期待できないものとなっているでしょう。それも砂糖やブドウ糖など、血糖を乱す糖分たっぷり入りの、です。

Q14 大豆粉クッキーバーならタンパク質補給に役立つと思うのですがいかがですか？

A

2、3年くらい前から、大豆粉で作ったという棒状のソフトクッキーがコンビニで発売され、今では数種類のフレーバーがあって、棚にずらりと陳列されているのをよく見かけます。とくに若い女性に人気のようです。

確かに、精白小麦粉（薄力粉）で作った他の類似商品よりヘルシーそうに感じられますが、次の２つの理由でやはり不可です。

・含有タンパク質は原材料レベルでも15％程度。前出Q13（栄養ドリンクの項）でも述べた理由から、実際の商品に含まれる量はさらに少ないと推定される
・砂糖を使用している

また「じつは大豆には鉄が含まれる。鉄分の補給にも良い」という広告も見たことがありますが、次のQ15でも説明しているように、その量と吸収率の低さから考えて、役に立ちません。結局この商品も、砂糖を摂るという害以外の作用は期待できないのです。

健康イメージで売り込んでいる商品は多々ありますが、十分注意してください。

Q15

女性は鉄分が不足しがちと聞いたので、鉄分豊富なプルーンエキスを毎朝食べています。

A

一般に食品に含まれる鉄分は、植物性のもの（青菜、海藻、ナッツ、果実など）は動物性のもの（レバー、赤身肉、魚など）より吸収率がかなり低いです。

また、プルーンエキスは、果肉に含まれる「ペクチン」という多糖類（粘着性のある食物繊維）が多量に含まれ、それがあの独特のトロリとした食感を作っているのですが、ペクチンに覆われていると胃腸に入っても鉄分は体内に吸収されず、そのまま排泄されてしまいます。

その上、他の食品から摂ろうとする鉄分の吸収まで妨害するので、貧血のある方はプルーンエキスは避けたほうが良いでしょう。

Q16 ＧＡＢＡ入りのチョコレートでリラックスできるというので、ストレス解消に役立てています。

A

ＧＡＢＡ（ガンマーアミノ酪酸）は、脳で興奮を鎮める作用のある「神経伝達物質」、いわば脳内ホルモンの一種です。

それならば、ストレスの強い現代人は外からそれを補給すればよいではないかということで、ＧＡＢＡの多い食品、例えば発芽玄米やカカオ（チョコレートの原料）が最近注目を浴びています。

コンビニでも、「ＧＡＢＡを多く含む」ことを売りにしたチョコレートレートなどが売り出されていますが、これもじつは効果はほとんどなく、、むしろ害の方が気になるので、健康に役立つかは疑問です。その理由は以下の通りです。

まず、「神経伝達物質」全般にいえることですが、人の司令塔である脳の機能が食べ物で即時に影響されるようでは、安定した毎日の生活を送れません。

このため、脳に流入する血液はまず「血液脳関門」というフィルターにかけられ、その時に必要な栄養素が必要量だけ通過を許可されます。しかも、とくに神経伝達物質は、原料となるアミノ酸の蓄えから、脳内で（つまり血液脳関門の内側で）合成されるものであり、人が口から摂った神経伝達物質がそのまま脳内で使われるわけではありません。

したがって、人が食べるべきなのは多種類の普通の食物であり、特定の神経伝達物質を多く含むといわれる食品ではありません（最近はＧＡＢＡの他、「うつはセロトニン不足からくるのでセロトニンを含む機能性食品を多く食べれば良い」などと誤解している方もいるようです）。

Q17 あまり大豆食品を食べると乳がん等の婦人科系がんになるのでは？

A

２００６年、食品安全委員会の調査評価結果が、厚生労働省から発表されました。これは、大豆イソフラボンを含む特定保健用食品や、いわゆるサプリメント（健康補助食品）に関して、一日の摂取量の上限を決めるとしたものです。

これはもともと、女性ホルモン剤の長期投与で乳がんや子宮がんの発症リスクが高まることから「イソフラボンは女性ホルモンに構造や作用が似ているから、イソフラボンも摂りすぎは危険なのでは」という考えから行なわれたものでした。

しかしこの指針は、伝統的に食べられてきた大豆食品（豆腐、納豆、味噌など）の摂取量を制限するものではなく、あくまでも特保やサプリメントによる上乗せ量について述べたものです。

実際には、医薬品と食品は作用が異なり、食品は、天然成分の組み合わせを変えたり（特定の成分を抽出するなど）、別の化学成分を添加したり、製造過程で品質劣化して別の物質に変わってしまったりなどがない限り、通常薬品のような重大な副作用は起こしません。

しかし、本書では食事を通じた栄養的セルフケアについて述べているので、サプリメント等については言及しないことにします。

いずれにしろはっきりしているのは、豆腐などの従来からの大豆食品はたっぷり食べて良いということです。

天然の大豆イソフラボンについては、以下のこともわかっています。

欧米に比べて、これまで日本人男性の前立腺がんの死亡率がずっと少ないことが統計で示されていますが、これは伝統的な日本食では毎日大豆製品を食べているからと考えられています。また、イソフラボンは、乳がんや子宮がんの予防、更年期障害症状の緩和作用にも役立ちます。

もっとも最近25年ほどの食生活の急激な欧米化で、日本人のこれらがんの死亡率も増え、欧米に近づいてきているのが現状です。

Q18

更年期症状なのでホルモン剤を使うしかないと婦人科医にいわれたのですが。

A

確かに冷えやのぼせ、めまい、頭痛、動悸、むくみ、憂うつ感、不眠など、いわゆる更年期障害とされる症状は、ホルモン補充療法で改善する場合もあります。

しかし、栄養状態が非常に悪いと、ホルモン剤の副作用（不正出血、乳房の張り、頭痛、吐き気、むくみなど）が出やすく、逆に効果はなかなか上がらなくなります。また、長期使用では、ホルモン剤を使わない場合に比べ、乳がん・子宮がんの発病リスクが高まります。

そもそも更年期障害の症状の強く出る人とそうでない人がいるのは、更年期が単に女性ホルモンが減る時期だからだけでなく、個人によってそれまでの長期にわたる栄養状態が異なることが、大きな理由です。

逆にいうと、栄養状態をしっかりと改善すれば、ホルモン剤を使用しなくても不快な症状を減らしたり、使うホルモン剤の強さや期間を減らすことも可能になります。

いきなりホルモン剤を開始する前に、積極的に栄養状態を改善してみてはいかがでしょうか？

Q19

① 子どもの頃から子どもたちには
家族全員で同じ食事をしてきたのに、
なぜ一人の子だけ○○が発症したのか？
② 世のなかには私などよりも
もっと極端に偏った食べ方をしている人もいるのに、
なぜその人たちは平気で、
私だけ○○などの症状が出てしまったのか？

A

①たとえ同じ両親から生まれても、一卵性双生児を除き、まったく同じ遺伝子を受け継いでいるわけではなく、それゆえ家族内でも先天的な体質が微妙に異なります。

また、同じような食事といっても、詳しく観察すれば、家族メンバーごとにより好むもの、親が目を離すと避けようとするものなど、日々の食物の摂り方は少しずつ違うでしょう。例えば、第一子と第二子のときでは親の仕事や生活環境に変化があり、食事の内容も食習慣も少しずつ違ってきていることも考えられます。

さらには、子ども一人ひとりの性格が異なるように、環境で起きる出来事のストレスへの対処法が上手な子と不得意な子がいます。

栄養素は主観的ストレスが強いほど消耗が激しいので、同じ学校に通っていたとしても栄養素の必要量は個人によりかなり差が出てきます。こうしたいくつもの要因が重なって、家族内でも特定の子だけに発症することがあります。

とはいえ、他のさまざまな生活習慣病と同様、栄養障害が出たことのある親の子どもは、そうでない子よりも将来栄養障害になりやすい傾向はあるので、親は一層注意する必要があるでしょう。

②第1章でも述べたように、栄養障害による症状はじつに多様で、一見何も問題ないように見える友人や同僚が何かの症状を抱えていて、本人もそれが栄養障害によるものとは知らないだけ、ということがよくあります。

例えば、

「私、低血圧なので午前中はエンジンがかからないの。目覚めた直後が一番疲れてる」

「生理前や生理中は頭痛とうつでどうしようもなくイライラして、周りにあたってしまう」

「ちょっと食べても胸焼けがする」

「小児喘息がようやく治ったと思ったら、年々花粉症がひどくなり、抗アレルギー薬が手放せない」

「リウマチがひどくて、動くのが苦痛」
「婦人科で、不妊症と判定された」
「どんなに薬を使っても、水虫が治りきらない」
「厳しいダイエットをしてもやせにくくなり、逆にリバウンドが激しくなった」
「最近見えづらくなったので眼科に行ったら、網膜の病気（飛蚊症、網膜はく離、黄体変性症など）といわれた」

こうした症状を持つ人はとても多いのですが、それが栄養障害と深く関係していることを知っている人はほとんどいません。日本の9割以上の医者でも同様です。

①でも述べた通り、個人によって体質は異なるため、栄養障害のあるときに最初に出る症状は人それぞれですが、その予防や治療に栄養素が根本部分をなす点は共通なのです。

Q20

栄養療法を始めたら、ずっと続けなければならないのですか、それとも症状が良くなったら、元の食生活に戻って良いのでしょうか？栄養剤も不要になりますか。

A

長年にわたる特定の食生活パターンの積み重ねの結果、日常生活に差し障るような種々の症状が出てきたわけですから、症状が減ったり消えたからといってもとの食生活に戻したら、また症状がぶり返します。

栄養療法が辛いと感じる割合は、開始当初が最も大きいでしょう。なぜなら、この時期には味覚（甘いものやご飯・パンが大好き、など）も食習慣（一日一～二食が楽、など）も、栄養療法で推奨する内容と最もかけ離れており、自分の行動を変えることは誰にとっても大きなハードルだからです。

しかし、数カ月から年単位で栄養療法を続けていくと、それが第二の習慣となり、味覚も食習慣もより健康的な方が自覚的にも快適になるので、その後は自分が美味しいと思うものを食べることが、そのまま健康にも良いことが多くなります。

また、クリニックで栄養剤を投与された場合も、栄養状態の改善が確認されるにつれて処方の種類や量が減っていくことでしょう。治療開始当初が、最も栄養障害が重度だからです。

私たちの身体の機能は、毎日何を食べるかで決まります。真に健康で楽しい人生を送るために、毎日自分に与える栄養には十分意識を向けたいものです。

おわりに――現代人は糖質依存症

先日、ある飲料のテレビコマーシャルで30代と思しき肥満男性3人が登場し「脂肪です」「塩分です」「糖分です」と自己紹介し、女優が「出たな、余分三兄弟」ととがめて追い出す、というユーモラスな作品がありました。

この三者はここ数十年、メタボリック・シンドロームをはじめとする現代病のもととして悪者のごとく扱われていますが、このようなことは人類の長い歴史のなかではごく最近になって初めて出てきた現象です。

また、現在でも世界の大部分の地域では必要最低限の栄養を得られず、子ども時代に命を落とす人々も後を絶ちません。

もともと人間は、過酷な栄養不良環境でもとにかく生き延びられるようにと、少しでも余剰のエネルギーが手に入る時にはどんどん吸収し、脂肪として蓄えるように身体が進化してきました。つまり、不足に耐えるシステムは発達してきましたが、カロリーや糖分、塩分などの過剰に対処することはほとんど不要だったため、その機構がないのです。

一般に食物は、精製・加工するほど純度が上がり、それらを常食するようになると糖分・塩分・脂肪分がなだれのように体内に流れ込んできます。その害の代表が砂糖や白米、精白小麦粉などの精製糖質による糖質過剰です。

脳はブドウ糖を唯一のエネルギー源にしていますが、これに砂糖が使われるようになったのは近代産業化（工業化）されて以降です。それまでは、全粒穀物を細々と食べ、甘味などはほとんどなく、仕事も家事も重度の肉体労働でした。

それが、ほとんど軽作業の日常生活となり、精製糖質を多食するようになったことから、現代の「生活習慣病」や「不定愁訴（原因のはっきりしないさまざまな心身症状）」が多発するようになったと、分子整合医学では考えています。つまり人体には、精製糖質の負荷に耐える機構がないため、異常な反応をしてしまうのであり、それが血糖調節障害となり、いろいろな不快な症状のベースになっているのです。

ところで、違法であるドラッグだけでなく、よく知られているようにお酒やタバコにも依存性（いわゆる中毒）があります。これらを摂取してからある程度時間がたつと、その物質（アルコール、ニコチン）の血中濃度が下がってきますが、そうすると不安感やイライラ、憂うつ感、そしてその物質を再び摂取せずにはおられない（それが満たされるまでは他のことを考える余裕をなくす）という、異常な渇望感にさいなまれます。カフェイン（コーヒーなど）にもこうした作用があります。

そして精製糖質にも同様の作用があることが、この数十年で徐々に判明してきました。

しかし、このことを知る人は医療従事者でもまだごく少なく、大部分の医師は「低血糖症（血糖調節障害）なんて、糖尿病などごく一部の患者だけに見られる例外的な事態だ」と思い込んでいます。このため、多くの患者さんが血糖調節障害による症状で生活に支障をきたしているのに、その対処法を知ることができず、十年、二十年と苦しんでいる方も少なくありません。

依存症から脱却するには、その原因物質を断つことが必要です。もちろん薬物やアルコールなどと違って、糖質は身体に必須の栄養素の一つですから、ゼロにはできないし、する必要もありません。

しかし、「精製糖質」は極力、食生活から排除しなくてはなりません。なぜなら、人体は精製してない糖質を適量食べるようにできているからです。

本書を読まれた方々が、巷にあふれる健康情報や「常識」に惑わされず、ご自分の不調の根本を知り、正しい食習慣を取り入れていかれるよう祈っています。

最後になりましたが、この出版の機会をくださったＢＡＢジャパンの原口紀子さんと石田舞子さん、栄養療法について何か質問をするといつも即座に実践的指導をしてくださり、本書の執筆にあたっても快く監修を引き受けてくださった新宿溝口クリニックの溝口徹先生、栄養療法チーフカウンセラーの定真理子さん、分子整合医学の運営全般を通して常にサポートしてくださっている株式会社メディカル・サプリメントサービスのスタッフの皆さん、外来でいつもかゆい所に手が届くように配慮してくださる新宿溝口クリニックのスタッフの皆さんに心から感謝いたします。

そして、公私両面で私を支え、栄養療法的に配慮した高タンパク質食を毎日作ってくれる上に、本書執筆に際しては（スイーツ以外の）具体的なレシピを提供し、また、本書の校閲もしてくれたフリー編集者の夫である成田毅に、最大級の「ありがとう」を贈ります。

平成21年3月

佐藤安紀子

▼栄養障害リスク度テスト②

毎年受けている会社の健康診断や人間ドックの血液検査項目からでも、自分の栄養状態がある程度わかりますので、普段の自分の傾向をつかむのに役立ちます。

健診項目から見つけられる栄養障害には、大きく分けて以下の2つのパターンがありますが、使用される項目数が限られているため、これだけでは正確な情報は得られません。きちんとした栄養状態の評価を得るには、分子整合医学にもとづく血液検査を実施している医療機関を受診し、適切な項目数の組み合わせでチェックを受けることが大切です。

ちなみに検査結果の用紙で、検査値の脇に書いてある「基準値」は、栄養状態の評価にはほとんど役立ちませんのでご注意ください。

〈パターン1〉

まず、TP（総蛋白）7.0以下、TC（総コレステロール）170未満は栄養障害の度が強いことが予想されます。

また、

・ＧＯＴ（ＡＳＴ）、ＧＰＴ（ＡＬＴ）がともに20未満で、ＧＯＴよりＧＰＴが低い

・γ-ＧＴＰ、ＢＵＮ（尿素窒素）が14以下

の場合、明らかにタンパク質欠乏、ビタミンＢ群欠乏があり、とくに日本人女性の場合、ほとんどの人が鉄欠乏性貧血になっています（しかし会社の健診や人間ドックでは、鉄欠乏性貧血の大部分は見逃されています）。

さらにＡＬＰ（アルカリフォスファターゼ）１４０未満で亜鉛の、ＬＤＨ（乳酸脱水素酵素）１４０未満でナイアシン（ビタミンB_3）の欠乏が疑われます。

ただし、以下のパターン２のように、脂肪肝などによる炎症がある場合、亜鉛やナイアシン欠乏があっても高値を示すことがあります。

コレステロールも体の重要な構成要素で、ホルモンの材料でもあるため、その慢性的な不足は月経異常や男性更年期をはじめ、多くの不調のもとになります。

また、低コレステロール血症のある人の方がうつ状態や不安、イライラに悩まされやすいという研究結果も出ています。

〈パターン2〉

・TC（総コレステロール）が260以上、TG（中性脂肪）が150以上
・GOT、GPTが35以上（多くの場合、GOTよりGPTが高い）
・γ-GTPが35以上

となっていて、かつBUNが14以下の場合、パターン1と同様にタンパク質やビタミンB群の欠乏があり、さらに脂肪肝になってきていることが予想されます。

脂肪肝といえば、過量の飲酒によるアルコール性肝炎の前段階とか、肥満によるものと一般には考えられています。

しかしお酒を飲まず、見かけや体重では肥満でなくむしろ痩せ型の人であっても、不適切な食生活のために脂肪肝になっている人は珍しくありません。とくにタンパク質に乏しく糖質（炭水化物や甘味）が多い食事をしている現代人には増えています。

▼食品のＧＩ値リスト

２００２年に大流行した「低インシュリンダイエット」に関連して、ＧＩ値（血糖上昇指数）のリストを載せた多くの本が出版されました。最近では、インターネット上でもたくさんのリストを入手できますが、リストによって同じ食品でもＧＩ値にはかなりばらつきがあります。

東京慈恵会医科大学附属病院の管理栄養士で、日本ＧＩ研究会の発起人でもある林進氏によると、

・ＧＩ値はもともと主に欧米人を対象に作成されたので、日本食のデータはまだ少なく、また食べ方や調理法でも変動する

・大部分の「低インシュリンダイエット」本には何十種類もの食品について事細かなＧＩ値リストが載っているが、これらがどのようにして測定されたものかは不明である（つまり、データの信頼性には疑問が残る）

したがってあまり細かい数値にこだわらず、高・中・低程度に大まかにとらえるぐらいが良い、と述べています（「朝日新聞」２００７年12月１日付記事などより一部引用）。

血糖値の急上昇を抑える食事の摂り方は第2章でも詳しく述べていますので、そうした点に注意しつつ、以下のGI値リストはあくまでも参考程度にしてください。

このGI値リストでは、目安として、高GI値を80以上、低GI値を60以下、61～79をその中間として位置づけています。

なお、栄養療法にGI値を活用する際の著者の考え方をいくつか記しておきましたので、参考にしていただければと思います。

GI値リスト

《糖類、穀類》

白砂糖、三温糖　100～110
ブドウ糖　100
黒砂糖　99
ハチミツ　88
メープルシロップ　73
もち　100前後
せんべい　100前後

フランスパン　95

食パン　90

精白米　84〜88

コーンフレーク　84

うどん、そうめん　70〜80

ベーグル、クロワッサン　70前後

全粒粉パン、ライ麦粉パン　65〜69

そば　59（※1）

玄米　55

マカロニ　45

スパゲッティ　41

全粒粉スパゲッティ　37

《豆類、木の実》

そら豆　30〜79

レンズ豆　29〜55

納豆、豆腐　30〜40

ヒヨコ豆　33

大豆　18～30

ナッツ類　30前後

インゲン豆　27

豆乳（無調整）　23

《野菜、果物（※2）》

ジャガイモ　85

ニンジン　71～80（※3）

カボチャ　75

スイカ　60～72

パイナップル　66

レーズン　64

スイートコーン　55～70

パパイヤ　58

オレンジジュース　57

マンゴー　55

サツマイモ　54
バナナ　53
キウイ　35〜52
オレンジ　43
リンゴジュース　41
モモ　28〜41
トマト、キュウリ、葉野菜、スプラウト類、ニンジンとカボチャ以外の緑黄色野菜　20〜40
プラム　39
リンゴ　36
西洋ナシ　36
グレープフルーツ　25

《肉、魚、乳製品》

肉類　45〜49
魚介類　40前後
プロセスチーズ　35
卵　30

牛乳　25
プレーンヨーグルト　25

《菓子類》
チョコレートレート、キャンディ、クッキー、ケーキ、和菓子、菓子パンなど　80～１００

※1　そばについて
全粒のそば粉の割合が多いほど、食物繊維の作用でＧＩ値が抑えられます。

しかし、立ち食いそば屋などの安価な物には色づけ程度にしかそば粉が使われず、実質的にはうどん同様のものもありますので要注意です。

また、「更科そば」は見た目が色白で風味も上品ですが、そのためにそば粉を精白しているため、栄養療法中にはあまりお勧めしません。むしろ、色の濃い、黒っぽいそばの方が望ましいです。

家庭でゆでる場合には、「十割そば」「二八そば（八割がそば粉）」というタイプを選んで購入すると良いでしょう。

※2　果物について
単純にＧＩ値だけで見ると、比較的低値のものが多く、これは果物の糖分が主として果糖だか

らと考えられますが、ブドウ糖も含まれることが多く、血糖調節障害のある人の場合、少量の果物でも低血糖を起こしてしまうことも珍しくありません。

生活に支障が出るほどの症状を持つ人の場合は、果物は当分の間、できるだけ食べないことをお勧めします。

どうしても食べたい時は、朝食でプレーンヨーグルトと混ぜて食べるのが良いでしょう。

※3　ニンジンについて

ＧＩ値が高いということで、低インシュリンダイエット本では排除すべき食品としているものがありますが、ご存知のようにニンジンはビタミンＡのものであるカロテン類を多く含み、また食物繊維も豊富です。ＧＩ値は食べ方や調理法で変わります。

ニンジンも、他の野菜やタンパク質と一緒に食べたり、酢の物にする（マリネやピクルスも含む。ただし甘味をつけないこと）、大きめにカットして、ゆっくりかんで食べるなどの工夫をすることで、十分食生活に取り入れられます。

逆に、ジュースにして飲むと糖の吸収速度が上がる、つまりＧＩ値が高まってしまうので避けましょう。

▼用語集

アミノ酸……

三大栄養素の一つであるタンパク質を作る最小の構成成分（パーツ）で、人体は20種のアミノ酸を原料に造られている。このうち9種は体内で合成できず、外（つまり食物など）から取り入れなくてはならないもので、必須アミノ酸と呼ばれる。
＊必須アミノ酸：ロイシン、イソロイシン、バリン、メチオニン、スレオニン、トリプトファン、フェニルアラニン、リジン、ヒスチジン

家族性高コレステロール血症……

両親または一方の親から、血中のコレステロール値が高くなる遺伝子を受け継ぐことで、若いときからコレステロール（ＬＤＬコレステロール）値が高い体質になっていること。このため、若年で心筋梗塞を起こしやすくなったり、アキレス腱や臀部の皮下に脂肪の塊がついたりする。

この体質の人は一般人以上に食事内容に気をつけ、成人では早めに薬物療法も開始する必要がある。

三大栄養素……

タンパク質、糖質、脂質のことで、身体を構成する最も基本的な栄養素の単位。

GI値（グリセミック・インデックス）……

血糖上昇指数とも呼ばれ、食品を摂取した後の血糖値の変動具合を、同量のブドウ糖を摂取した場合と比較して算出した数値（％）。GI値が高いと血糖値が急上昇しやすく、逆にインシュリン（血糖値を下げる唯一のホルモン）は過剰に分泌されるようになる。

この結果、反応性の低血糖症状を起こしやすくなり、またインシュリンの作用で身体に脂肪がつきやすくなる。さらに、高GI値の食品を摂り続けると、インシュリンを分泌する臓器であるすい臓が酷使されて機能不全を起こすようになり、次第にインシュリンを分泌できなくなってしまう。

このことが糖尿病発症の大きな因子の一つになっている。

脂質……

三大栄養素のなかで、1gあたり最も高カロリー（9キロカロリー）を産生する。貯蔵性に優れ、糖質を摂りすぎると余剰分は脂肪として体内に蓄えられ、逆に食物が長時間得られない際にはエネルギーとして動員される。

タンパク質……

三大栄養素の一つで、水分を除くと人体の最大の構成成分（材料）。タンパク質も一部はエネルギー源（4キロカロリー／g）として使われるが、糖質も脂質も不足する状況が続くと、エネルギー用に投入される割合が増大してしまう。これは家でたとえるなら、「ストーブの薪がなくなったとき、家の柱を削って燃料にする」ようなものであり、長く続くと身体そのものが正常に機能しなくなる。

　また栄養素のなかでも最も基礎にあたるものであり、タンパク質欠乏下でいくら他のビタミンやミネラルを補給しても身体がそれを利用できず、このため複合的な栄養障害が進行してしまう。「日本人の主食は米」といわれるが、実際には「人体の主食はタンパク質」なのである。

糖質……

三大栄養素の一つで、最も即効性にエネルギー（4キロカロリー／g）を産生する。

エネルギーが必要になったときにはまず血糖が使われ、それがなくなってくると肝臓や筋肉のグリコーゲン（貯蔵型の糖）が利用される。

なお、糖質とは、甘いものだけでなく炭水化物全般を意味する。本書で「糖質を控えましょう」という場合、甘味だけでなく、穀類、イモ類などの炭水化物と、その加工品全般を指す。

とくに、精製糖質（砂糖、白米、精製小麦粉および大部分の麺類、せんべい、もち、スナック菓子など）は極力避ける必要がある。

トランス脂肪酸……

90ページを参照

必須アミノ酸……

「アミノ酸」の項目を参照

▼栄養療法に役立つサイト

以下、砂糖や精製小麦粉などの糖質を不使用、もしくは大幅カットした食品などの入手先をいくつかご紹介します（２００９年2月現在)。

なお、メーカーや販売店と著者は一切関係ありませんので、商品の詳細や価格、注文方法などは販売元へ直接ご確認ください。

・**糖質制限ドットコム**　http://www.toushitsuseigen.com
砂糖不使用のチョコレート、大豆粉を使ったクッキー、おからフィナンシェ、寒天ジュレなど

・**ソイコム株式会社**　http://www.safe-tech.co.jp
「おいしい大豆」など大豆粉と大豆粉製品など

・**ケンコーコム**　http://www.kenko.com
エリスリトール製品、玄米粉など

・**地球にやさしい雑貨店アメリ**　http://www.rakuten.ne.jp/gold/ameri/
ノンカフェインのインスタント穀物コーヒーなど

・**食品と暮らしの安全**　http://tabemono.info

・**新宿溝口クリニック**　http://www.shinjuku-clinic.jp

☆参考文献

(1)『寒天生活』（季刊「ＮＨＫためしてガッテン」編集班、アスコム）
(2)『「がん」を直す』（Ａ・ホッファー＆Ｌ・ポーリング、宮田正彦・金子雅俊訳、分子整合栄養医学協会）
(3)『低インシュリンらくらくダイエット』（横山淳一、日本文芸社）
(4)『日経ヘルス』２００８年10月号
(5)『脳に効く栄養』（マイケル・レッサー、氏家京子訳、阿部博幸・北原健監修、中央アート出版社）
(6)『ビタミンCがガン細胞を殺す』（柳澤厚生、角川ＳＳＣ新書）
(7)『診立て違いの心の病』（溝口徹、第三文明社）
(8)『「私」に還る処方箋』（溝口徹、文芸社）
(9)"MEDICAl Mavericks"(Hugh desaix riordan, Bio-communications press)

著　佐藤 安紀子（さとう あきこ）

精神科医、精神保健指定医。1992年、防衛医科大学校卒。防衛医大病院、自衛隊中央病院精神科にて勤務後、2005年、東京・三軒茶屋で「ストレス緩和ルーム」を開設。その後「分子整合（オーソモレキュラー）医学」に基づく精神疾患への栄養療法を学び、2006年より東京メディカルケア八重洲クリニック、2009年より新宿溝口クリニックにて診療を行なっている。日本精神分析学会会員。全米催眠療法協会認定ヒプノセラピスト。

監修　溝口 徹（みぞぐち とおる）

栄養解析医。新宿溝口クリニック院長。1964年、神奈川県藤沢市生まれ。福島県立医科大学卒。横浜市立大学医学部付属病院、国立循環器病センター勤務を経て、藤沢市に辻堂クリニックを開設。痛みを専門に扱うペインクリニックを中心に、広く内科系疾患の診療にも従事。2000年から、一般診療に分子栄養学的アプローチを応用、2003年、日本初の栄養療法専門クリニック『新宿溝口クリニック』を開設。

★Cover Design　中野岳人★
★Cover Illustration　佐藤末摘★

今日からすぐに実践できる

精神科医の栄養療法

メンタルケアのための栄養レッスン

2009年5月20日　初版第1刷発行

著者　佐藤安紀子
監修　溝口徹
発行者　東口敏郎
発行所　株式会社ＢＡＢジャパン
〒151－0073 東京都渋谷区笹塚1－30－11 中村ビル
TEL 03-3469-0135
FAX 03-3469-0162
http://www.therapylife.jp
shop@bab.co.jp
印刷・製本　シナノ印刷株式会社

郵便振替 00140-7-116767
ISBN978-4-86220-434-9　C2077
＊乱丁・落丁はお取り替えします。

BOOK Collection

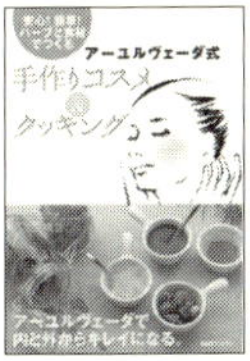

アーユルヴェーダ式 手作りコスメ＆クッキング

インド伝統医学“アーユルヴェーダ”の理論をベースに生み出された、体質や体調を整える食事法および料理レシピと、ハーブ食材でコスメを手作りする美容法「コスメクッキング」を紹介。カラダの内側と外側からのアプローチによって健やかな美しさを引き出す「内外美容」が、自宅で手軽にできるおすすめレシピが満載！　目次：コスメ・クッキングとは／肌ケアを考えよう／食事を考えよう／インドハーブと食材ガイド／コスメ・クッキング式トラブル対処法

●高橋香璃奈 著　●A5判　●184頁　●定価1,680円（本体1,600円＋税）

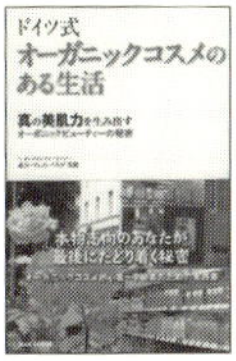

ドイツ式 オーガニックコスメのある生活

「真の美肌力を生み出すオーガニックビューティの秘密」　ドイツ在住で、ブログや雑誌で美容情報を発信する著者が、「オーガニックコスメ」の基礎から実践方法までを、ドイツ人のライフスタイルを交えながら紹介します。■目次：オーガニックコスメ・基礎（ベストオーガニックコスメの選び方・3ステップ、オーガニックコスメとフェアトレード、他）／オーガニックビューティ・実践他

●緒方-ヴェストベルク美樹 著　●四六判　●194頁　●定価1,470円（本体1,400円＋税）

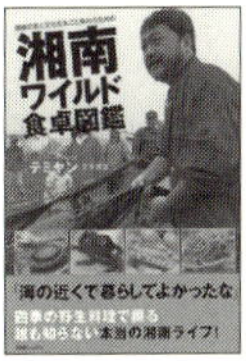

湘南の食と文化を丸ごと味わうための

湘南ワイルド食卓図鑑

地元・湘南で活躍するフォークシンガー＆野草研究家Temiyanこと宮手健雄が贈る、四季折々のワイルド食材を用いた料理のフォト＆エッセイ！老若男女問わず、湘南ライフを愉しみたい方、必見の一冊！！※様々な料理を掲載：若布しゃぶしゃぶ／たたみいわし段々弁当／一汁一菜浜ダイコン菜飯／その他

● テミヤン（宮手健雄）著　●B5判　●96頁　●定価1,575円（本体1500円＋税）

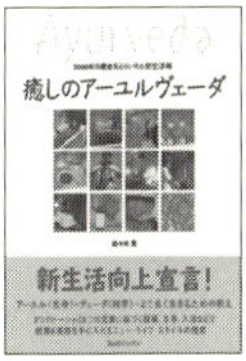

5000年の歴史をとりいれた新生活術

癒しのアーユルヴェーダ

5000年の歴史をとりいれた新生活術。全セラピーに通じる伝統医学の叡智を紹介。トリートメントを知りたいセラピストをはじめ、新しいライフスタイルを求める人すべてにオススメのスリランカ式アーユルヴェーダ決定本！ドーシャ理論の解説から、睡眠、食事、入浴など「より良く生きる」ための新生活術にかかわる様々な方法を詳述。

●佐々木薫 著　●A5判　●168頁　●定価1,680円（本体1,600円＋税）

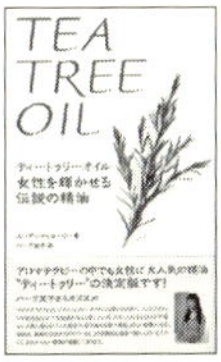

TEA TREE OIL　女性を輝かせる伝説の精油

女性を輝かせる伝説の精油。卓越した殺菌効果を誇るティートゥリーは精油、化粧品、石けん、かゆみ止めとしての使用はもちろん、皮膚の炎症抑制、感染症予防などに効果が期待できることで、女性には欠かせない精油として話題です。

●スーザン・ドゥルーリー 著／バーグ文子 訳　●A5変形判　●120頁

●定価1,260円（本体1,200円＋税）

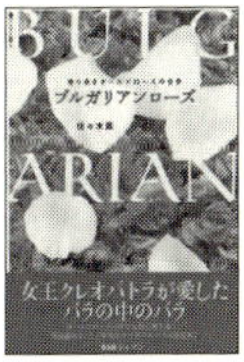

ブルガリアン・ローズ

女王クレオパトラが愛したバラの中のバラ、オールドローズの中でも特に香り高く、気品溢れることで有名なダマスクスローズの決定版！香り高きオールドローズの世界「ブルガリアンローズ」を紹介。

※様々なレシピを掲載：ローション／クリーム／パック／マッサージオイル／バスソルト／ハーブティ／アイパック／その他

●佐々木薫 著　●B5判　●120頁　●定価1,890円（本体1,800円＋税）

BOOK Collection

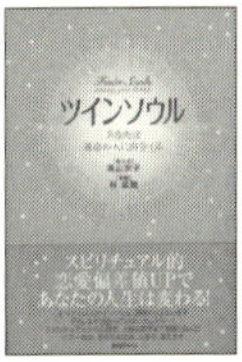

ツインソウル ～あなたは運命の人に出会える～

スピリチュアル漫画界の騎手、高山京子氏による究極の恋愛本！　全編書き下ろしで登場!! 運命の人（ツインソウル）に出会うのは簡単。本書は、心理学や大脳生理学なども取り入れ、心身両面を無理なくレベルアップして、素晴らしい出会いをゲットするためのマニュアル本。

●高山京子 著／林成敏 監修　●四六判　●128頁　●定価1,050円（本体1,000円＋税）

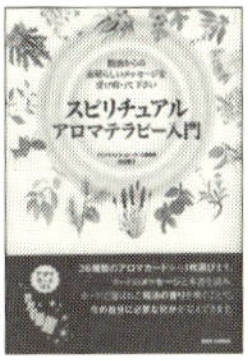

スピリチュアルアロマテラピー入門

「精油からの素晴らしいメッセージを受け取って下さい」　本書に綴じ込まれた、36種類のアロマカードから1枚を選びます。カードのメッセージと本書を読み、カードで選ばれた精油の香りを嗅ぐことで、今の自分に必要な何かが見えてきます。アロマを活用した「自分探しと、癒しの書籍」です。■内容：スピリチュアルアロマとは？／スピリチュアルアロマカードの使い方／36種類のスピリチュアルアロマ／スピリチュアルアロマの活用法／知っておきたい香りの基礎知識／他

●吉田節子 著　●A5判　●178頁＋アロマカード36枚　●定価1,890円（本体1,800円＋税）

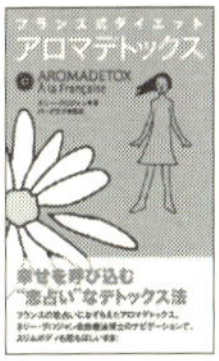

フランス式ダイエット アロマデトックス

アロマテラピーの第一人者ネリー・グロジャン博士が編み出したユニークでオシャレなダイエット法「アロマデトックス」。フランスの花占いになぞらえつつ、エッセンシャルオイルを使ったナチュラル・メソッドで好みのサイズまでサイズダウンできるデトックスプログラムを紹介します。

●N･グロジャン 著／バーグ文子 訳　●A5変型判　●160頁　●定価1,260円（本体1,200円＋税）

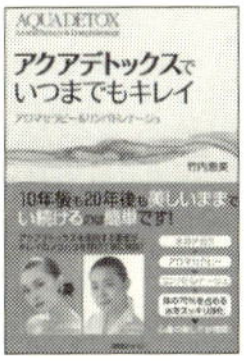

アクアデトックスでいつまでもキレイ

アロマセラピー＆リンパドレナージュ

10年後も20年後も美しく！　体内の70％を占める水分を浄化する方法を分かりやすく紹介。フィンランド式のリンパドレナージュ等のセルフケア法や、プロのモデル達の「キレイになる」コツ＆ノウハウを惜しみなく伝授！

●竹内恵美 著　●A5判　●136頁　●定価1,260円（本体1,200円＋税）

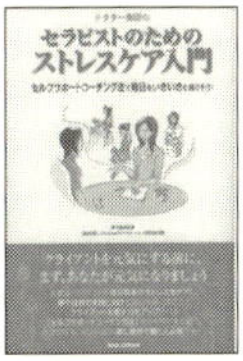

ドクター奥田の

セラピストのためのストレスケア入門

「セルフサポートコーチング法で毎日をいきいきと過ごそう！」本書はセラピストが自分自身のストレスをケアし、夢や目標の実現に向けて毎日を過ごすことでクライアントを癒す力をアップさせる「セルフサポートコーチング法」を分かりやすく紹介。内容：セルフサポートコーチングを始めよう！／ストレスケアからすべては始まる／マイ･ストレスサインが点灯した時のストレスケアの方法　他

●奥田弘美 著　●四六判　●220頁　●定価1,680円（本体1,600円＋税）

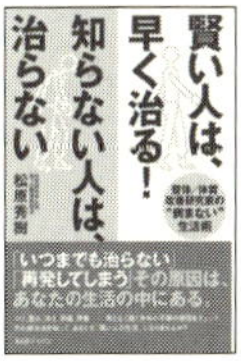

整体・体質改善研究家の“病まない”生活術

賢い人は、早く治る! 知らない人は、治らない

「あなたの生活の中にある、意外な「不調の原因」を探し、解決する知恵を教えます!」　病院や整体、セラピーで一時的におさまっても、すぐに再発してしまう困った症状。その不調の原因を知らなければ、いつまでも治らないまま！　生活の中に隠れた、意外な原因を探し、解決する知恵を、生理学、栄養学、整体、オイル等、様々な観点から説明します。様々なクライアントの相談に応えたい、多くのセラピストにも役立つ情報が満載です！

●松原秀樹 著　●四六判　●280頁　●定価1,785円（本体1,700円＋税）